A espera

Copyright © 2024
por Alfonso Massaguer e Paula Fettback

Em respeito à privacidade das entrevistadas, todos os nomes foram alterados.

Todos os direitos desta publicação reservados à Maquinaria Sankto Editora e Distribuidora LTDA. Este livro segue o Novo Acordo Ortográfico de 1990.

É vedada a reprodução total ou parcial desta obra sem a prévia autorização, salvo como referência de pesquisa ou citação acompanhada da respectiva indicação. A violação dos direitos autorais é crime estabelecido na Lei n.9.610/98 e punido pelo artigo 194 do Código Penal.

Este texto é de responsabilidade dos autores e não reflete necessariamente a opinião da Maquinaria Sankto Editora e Distribuidora LTDA.

Diretor-executivo
Guther Faggion

Editora-executiva
Renata Sturm

Diretor Comercial
Nilson Roberto da Silva

Editor
Pedro Aranha

Preparação
Diana Rosenthal

Revisão
Renata Ramisch

Marketing e Comunicação
Rafaela Blanco, Matheus da Costa

Diagramação
Matheus da Costa

Direção de Arte
Rafael Bersi

DADOS INTERNACIONAIS DE CATALOGAÇÃO NA PUBLICAÇÃO (CIP)
ANGÉLICA ILACQUA – CRB-8/7057

Massaguer, Alfonso
    A espera : o guia definitivo para a saúde reprodutiva e o sucesso da gestação / Alfonso Massaguer, Paula Fettback. — São Paulo : Maquinaria Sankto Editora e Distribuidora Ltda, 2024.
    272 p.
ISBN 978-85-94484-27-7
1. Saúde reprodutiva 2. Gravidez I. Título II. Massaguer, Alfonso

24-1389   CDD-618.24

ÍNDICES PARA CATÁLOGO SISTEMÁTICO:
1. Saúde reprodutiva

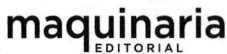

Rua Pedro de Toledo, 129 – Sala 104
Vila Clementino – São Paulo – SP, CEP: 04039-030
www.mqnr.com.br

Alfonso Massaguer
Paula Fettback

A espera

O guia definitivo para a saúde
reprodutiva e o sucesso da gestação

mqnr

Às minhas queridas pacientes, que confiam no meu trabalho, me ensinam diariamente e inspiraram este livro.

— Alfonso Massaguer

Para minha avó Liliana, com todo o meu amor e saudades, obrigada por tudo. Para minha amada filha Elena, que me tornou mãe e me transformou em uma pessoa e em uma médica melhor.

— Paula Fettback

Sumário

9 PREFÁCIO
Prefácio por Dr. Ricardo Pereira

13 PRÓLOGO
Dr. Alfonso Massaguer

21 PRÓLOGO
Dra. Paula Fettback

27 INTRODUÇÃO
O dilema da mulher moderna

43 CAPÍTULO 1
"Sou jovem, ainda tenho muito tempo para engravidar"

51 CAPÍTULO 2
"Sempre me cuidei, logo meus óvulos devem ser saudáveis"

57 CAPÍTULO 3
"Congelar óvulos não é para mim"

63 CAPÍTULO 4
O passo a passo do congelamento de óvulos

73 CAPÍTULO 5
Outras formas de preservação da fertilidade

79 CAPÍTULO 6
"Só vou congelar os óvulos em último caso"

85 CAPÍTULO 7
"Todo mundo engravida"

93 CAPÍTULO 8
Diagnósticos

103 CAPÍTULO 9
"A infertilidade é sempre um problema da mulher"

109 CAPÍTULO 10
A infertilidade não é uma sentença de nunca ter filhos

119 CAPÍTULO 11
Passo a passo da fertilização in vitro

125 CAPÍTULO 12
Como pode dar certo com tão poucos embriões?

131 CAPÍTULO 13
"Uma amiga fez FIV e funcionou de primeira"

139 CAPÍTULO 14
"É impossível engravidar depois de certa idade?"

147 CAPÍTULO 15
"E se o bebê não for parecido comigo?"

153 CAPÍTULO 16
"Velha demais para ser mãe"

159 CAPÍTULO 17
"Casais homoafetivos não podem ter filhos biológicos"

171 CAPÍTULO 18
"Ir ao ginecologista é desconfortável"

177 CAPÍTULO 19
"Tive um um aborto espontâneo, o que eu fiz de errado?"

185 CAPÍTULO 20
"Relaxa, que a gravidez virá naturalmente"

191 CAPÍTULO 21
Será que posso ser feliz agora?

195 CAPÍTULO 22
Qual é o "preço da fertilidade"?

201 CAPÍTULO 23
"Nunca conseguirei pagar por um tratamento"

213 CAPÍTULO 24
O desejo de ser mãe e a fonte inesgotável de esperança

227 BÔNUS

255 GLOSSÁRIO

265 NOTAS DE FUNDO

PREFÁCIO

Dr. Ricardo Pereira

Na virada do último século, dei uma guinada em minha carreira e, convidado pelo Dr. Paulo Serafini — que, junto ao Dr. Eduardo Motta, estava criando o que viria a ser uma verdadeira escola médica especializada e um dos mais respeitados centros brasileiros de medicina reprodutiva, a Clínica Huntington —, vim exercer a medicina na cidade de São Paulo.

Alguns anos depois, em 2006, enquanto trabalhava na Clínica Huntington, tive o prazer de conhecer uma geração de jovens profissionais fantásticos, que compartilhavam alguns atributos essenciais para colocar nossos pacientes em primeiro lugar: humanismo, honestidade, dedicação, amor e sede de conhecimento. Dois desses profissionais eram Paula Fettback e Alfonso Massaguer. Paula havia sido minha aluna na Universidade de Londrina durante sua graduação, e eu mantinha laços de amizade com sua família. Alfonso foi um presente como amigo e colega médico que São Paulo me proporcionou.

Escrever o prefácio de *A espera*: O guia definitivo para a saúde reprodutiva e o sucesso da gestação me faz sentir que as palavras são insuficientes para expressar minha admiração, ao mesmo tempo em que fico fascinado pela abordagem apresentada nos capítulos deste livro, que oferece uma leitura fácil, científica e moderna para casais que buscam superar as barreiras para terem filhos.

Em meio ao dilema da mulher moderna, este livro aborda, de maneira clara e precisa, uma das mudanças mais importantes da humanidade ocorridas nas últimas décadas: o poder que as mulheres conquistaram para planejar sua vida reprodutiva. Como consequência, elas reduziram em quatro vezes o número de gestações e adiaram em média uma década sua maternidade. Essa transformação levou 90 anos para ocorrer na América do Norte e na Europa, e apenas 30 anos no Brasil. Elas passaram a vislumbrar novas perspectivas em suas vidas pessoais e profissionais, podendo fazer escolhas, conquistar espaços e tornar o mundo mais humano e dócil.

Essas mudanças trouxeram enormes desafios para a sociedade, influenciando as relações afetivas e a medicina, e estamos aprendendo a lidar com esse novo mundo. Nós reduzimos as gestações em idade precoce e aumentamos as gestações em idade avançada, o que traz mudanças impactantes na saúde feminina antes, durante e após a gravidez. No passado, as mulheres viviam limitadas por gestações iniciadas na adolescência e estendidas ao longo de sua vida reprodutiva. Elas passavam grande parte de suas vidas sob influência hormonal de gestações e períodos de amamentação. Hoje, a maioria das mulheres vive em plenitude do ciclo hormonal natural durante sua vida reprodutiva. Doenças dependentes de hormônios, como a endometriose, estavam naturalmente bloqueadas quando a taxa média de fecundidade era de 6,5 filhos nos anos 1960. Hoje, a endometriose, uma doença estrogênio-dependente, é a principal causa de infertilidade feminina, não apenas devido ao estímulo maior à sua progressão, mas também pelo adiamento da maternidade pelas mulheres.

Diante disso, podemos afirmar que novos desafios se apresentam na vida da mulher moderna, na dinâmica de nossa sociedade e na ciência médica, especialmente na medicina voltada aos cuidados da saúde feminina, que envolvem o período da adolescência à menopausa. Este livro combina sensibilidade e profundidade científica, ao mesmo tempo que compartilha histórias reais e orienta o leitor por uma narrativa envolvente, fazendo-o não querer parar de ler e, muitas vezes, gerando identificação entre ele e as histórias contadas.

Este guia transborda sensibilidade, acolhimento e assistência médica científica e humanista à mulher moderna e ao casal que busca o sonho de serem pais.

Dr. Ricardo Mendes Alves Pereira,

Cirurgião ginecológico, com especialização pela Universidade de Barcelona. Especialista em Endometriose e em Cirurgia Ginecológica minimamente invasiva (laparoscopia e cirurgia vaginal). Diretor do Centro de Endometriose e Cirurgia Ginecológica Minimamente Invasiva do Hospital e Maternidade Santa Joana - SP.

PRÓLOGO

Dr. Alfonso Massaguer

Meus pais moravam em frente a uma casa onde vivia um casal que enfrentava a infertilidade. Foram eles que levaram minha mãe, grávida de mim, ao hospital quando ela entrou em trabalho de parto e meu pai não estava em casa. Eu cresci vivenciando a dor e o sofrimento daquele casal, que não conseguia ter um filho.

Quando eu tinha apenas quatro anos de idade, minha mãe perdeu um bebê com sete meses. Ela simplesmente entrou em trabalho de parto, e o bebê nasceu prematuro. Ficou internado alguns dias no hospital, mas infelizmente não resistiu. Apesar de muito novo na época, eu me lembro do sofrimento da minha mãe com essa perda gestacional. Tal fato, somado a tudo o que eu via e ouvia sobre a infertilidade do casal vizinho, me marcaram profundamente, despertando em mim um interesse especial pela ginecologia e pela obstetrícia.

Muitos anos depois, já formado em medicina e com residência médica em ginecologia e obstetrícia, decidi ir para a Espanha, com o intuito de realizar um treinamento especializado em reprodução humana, área pouco explorada e conhecida à época. Quando retornei ao Brasil, cerca de um ano depois, fui convidado a integrar a equipe de uma clínica especializada em reprodução humana, então considerada líder de mercado (a Clínica Huntington), onde conheci a Dra. Paula Fettback. Nossos ideais e nossa forma de trabalho coincidiam, o que nos levou posteriormente a criar a Clínica Mãe.

Hoje, com mais de vinte anos de carreira, ao longo dos quais eu atendi centenas de pacientes, posso afirmar que presenciei diversos casos marcantes, mas um em especial me chamou muita atenção. Foi o caso de uma paciente que tinha 35 anos quando começou a tentar engravidar. Mesmo antes de me conhecer, ela já enfrentava problemas relacionados à fertilidade: fazia uso de pílula anticoncepcional para regular a menstruação e já havia passado por uma cirurgia para remoção de mioma uterino.

Assim que demos início à busca do diagnóstico, os exames revelaram que ela tinha ovários policísticos, amenorreia central (ausência de menstruação causada pelo hipotálamo ou pela hipófise), endométrio fino e um útero inapto para receber um embrião. Decidimos, então, realizar a fertilização in vitro (FIV), para que ela conseguisse engravidar. Após a estimulação ovariana, a coleta de óvulos gerou uma quantidade bastante razoável de gametas, os quais foram fecundados e geraram muitos embriões saudáveis. Então chegou a hora da transferência desses embriões. No entanto, por conta do endométrio fino, a gravidez só vingou na terceira tentativa.

A gravidez corria bem, e a gestante estava feliz e saudável. Com 21 semanas de gravidez, ela embarcou para uma viagem internacional com o marido. Contudo, ao retornar ao Brasil, uma infeliz reviravolta: na 22ª semana de gestação, ela passou em consulta e descobrimos uma abertura no colo do útero, além de indícios de infecção. Era um sinal de que o parto poderia ser prematuro e de que o bebê poderia falecer durante esse processo, ou mesmo nascer com sequelas.

Diante disso, optamos por realizar um procedimento chamado de "cerclagem uterina", que consiste em uma cirurgia para a costura do colo, a fim de tentar evitar o parto prematuro. Havia riscos envolvidos nessa cirurgia (50% de chance de êxito), mas ainda assim pareceu a melhor opção para todos.

A cirurgia foi realizada com sucesso e, assim, a gravidez prosseguiu com acompanhamento redobrado. A paciente precisou fazer repouso absoluto, para que conseguisse levar a gravidez adiante pelo menos por mais algumas semanas. Nesse período, ela recebeu injeções de corticoide para acelerar o desenvolvimento do sistema respiratório do bebê que estava na sua barriga.

Porém, nove semanas depois da cerclagem, a hora do parto chegou: após sentir fortes contrações durante uma madrugada, a paciente foi levada às pressas para a maternidade. Já no hospital, a bolsa rompeu. Enquanto o anestesista se dirigia ao hospital, a paciente recebeu nova injeção de corticoide e sulfato de magnésio, como uma última tentativa de acelerar o desenvolvimento do sistema respiratório da criança antes do nascimento.

Com 31 semanas e 5 dias, o bebê nasceu, com 46cm e exatos 2,00kg. Ele foi levado às pressas para a UTI neonatal, sem que os pais pudessem recebê-lo nos seus braços. Então, novos desafios começaram: a criança teve uma infecção logo nos primeiros dias de vida, o que a levou a perder 500 gramas. Ao todo, o recém-nascido permaneceu 38 dias internado no hospital, entre UTI e semi-UTI, para a angústia dos seus pais.

Apesar da tecnologia e da evolução médica, nada supera a determinação de um pai e de uma mãe em lutar pela vida de um filho. Hoje eu sei bem disso, porque esse pai, afinal, era eu, e esse bebê é meu primogênito, Nicolas, uma criança saudável e sem sequelas.

A resiliência e, principalmente, a esperança foram fundamentais para que Patrícia e eu conseguíssemos atravessar essa fase juntos, fortalecendo ainda mais nossa parceria em prol da saúde do nosso filho. Felizmente, aos cinco anos de idade, Nicolas é hoje motivo de constante celebração.

Não posso negar que a experiência da primeira gravidez gerou certo trauma para Patrícia, que não conseguia imaginar passar por todo o pesadelo novamente. No entanto, o desejo de que Nicolas crescesse com um irmão ou uma irmã foi mais forte do que tudo.

Foi nesse contexto que decidimos encarar o desafio da segunda gravidez. Os embriões já estavam formados, biopsiados e congelados.

Só precisavam ser transferidos. Dessa vez, a boa notícia veio já na primeira tentativa.

Mas após vivenciarmos a prematuridade com o primeiro filho, já cientes da condição do útero de Patrícia, ambos optamos por realizar uma cerclagem preventiva logo no início da gestação (com treze semanas). Com isso, essa segunda gravidez chegou até o final.

Outros cuidados foram necessários, por exemplo, para controle da diabetes gestacional diagnosticada por volta da 24ª semana, mas o esforço e a determinação para que tudo corresse bem foram maiores, e nosso Marc nasceu com quarenta semanas. Minha esposa e eu tivemos o privilégio de vivenciar uma experiência muito diferente da anterior. Finalmente eu, que presencio tantos momentos felizes, pude sentir na pele a emoção de segurar meu próprio filho nos braços logo após o nascimento.

Após passar por duas experiências tão distintas, mas ao mesmo tempo tão complementares e importantes, posso afirmar que meus papéis de homem, marido, médico, pai e paciente se misturaram, e eu pude sentir a angústia que as pessoas sentem diariamente ao lidar com complicações nas diferentes etapas da gestação – antes, durante e depois dela. Desde o início da minha carreira profissional, eu também acompanhei de perto diversos tratamentos de amigos e familiares. Ao ajudar pessoas próximas, experimentei muitas emoções, e algumas dessas crianças que ajudei a formar e a trazer ao mundo, se tornaram meus queridos afilhados.

As experiências que vivi com minha esposa, a partir do momento em que decidimos engravidar, fizeram com que eu me aproximasse ainda mais dos meus pacientes e tivesse uma empatia maior pela história de cada um deles.

O símbolo da Clínica Mãe não foi uma decisão casual: representa uma mãe que segura um bebê nos braços, refletindo a ideia fundamental de oferecer apoio, carinho e amor, da mesma forma como uma mulher os dedica ao seu filho. A escolha do nome "Mãe" é uma homenagem à minha, à sua e a todas as mães do mundo. Enfrentar a jornada desafiadora da infertilidade não é fácil, e nossa missão é oferecer suporte e acolhimento, proporcionando cuidado maternal durante toda a espera que acompanha nossos pacientes, desde o período tentante, passando por toda a gestação, até o nascimento.

Por mais de dez anos, durante minha formação e o início da minha carreira, acompanhei pacientes no Hospital das Clínicas da USP e sempre me alegrei em ver a medicina de ponta oferecida às pessoas de baixa renda. Porém, ao me especializar na área da reprodução humana, constatei que a maioria desta população ainda é excluída dos tratamentos de fertilização in vitro ou dos congelamentos de óvulos. Democratizar o acesso a essas modernas técnicas sempre foi um grande desafio pessoal, que venho enfrentando desde que comecei minha jornada na Clínica Huntington – e, principalmente, ao longo dos meus quinze anos de Clínica Engravida.

São incontáveis as pessoas que me ajudaram e continuam ajudando nessa caminhada. Em primeiro lugar, quero expressar meu imensurável agradecimento aos meus pais, Marilene e José, minhas inspirações para o nome da Clínica Mãe.

Não posso deixar de citar também meu especial agradecimento aos nossos indispensáveis e fantásticos embriologistas, Gabriela Ricci, Bruno Bezerra, Bruna Trevizani, Karina Shimabukuro, Luana Sarfatis; bem como aos meus queridos sócios e mentores, Fábio Liberman, Ricardo Mendes Pereira, Maria da Penha Barbato e Eduardo Motta; e às queridas e perspicazes doutoras Fernanda Lamounier, Beatriz de Souza, Bruna Lima, Cristina Fantacone, Andréia Vale e Paula Fettback, além da minha amada sócia de vida, minha esposa Patrícia Saggioro.

E sempre agradeço a Deus. Este no sentido de algo maior, superior a nós. Sabemos muitíssimo pouco e temos muito o que descobrir e aprender sobre/com Ele. O poder da fé, de fazer algo com propósito e de coração, traz resultados positivos, que vemos diariamente, e é nisso que embasamos nosso trabalho.

PRÓLOGO

Dra. Paula Fettback

Saí da casa dos meus pais, em Cascavel, muito jovem, aos dezesseis anos. Queria ser médica desde os treze anos de idade, e como meu sonho era passar na concorrida Universidade Estadual de Londrina (UEL), cidade onde moraram meus avós, decidimos que, estudando em escolas preparatórias, eu teria mais oportunidades. Aos dezoito anos, atingi meu primeiro objetivo e iniciei minha vida na medicina, a qual vivo intensamente até hoje.

Após oito anos em Londrina, meu plano era passar em um programa de residência médica de prestígio e qualidade. Então, aos 24 anos de idade, cheguei a São Paulo repleta de sonhos, medos e expectativas, como médica do primeiro ano de residência do Hospital das Clínicas da Faculdade de Medicina da USP (HCFMUSP).

Em 2006, eu era apenas uma residente do segundo ano da ginecologia e obstetrícia do HCFMUSP, mal sabendo que ali iniciaria minha jornada no universo da reprodução humana. Naquela época, a Huntington, fundado pelo Dr. Paulo Serafini e pelo Dr. Eduardo Motta, era considerada a clínica de reprodução mais importante do país. Esse espaço de muito aprendizado também formou vários dos médicos renomados da área atualmente, entre os quais estão grandes e eternos amigos que tenho na vida.

O convite do Dr. Paulo veio durante uma reunião clínica com os residentes que acontecia todas as quartas-feiras no HCFMUSP. Aceitei de imediato e, a partir desse dia, passei os dois anos seguintes conciliando a residência e o estágio especializado, dedicando-me ao aprendizado e imersa em uma realidade que, naquela época, era bastante diferente do que conhecemos hoje.

A reprodução humana era uma especialidade menos conhecida e com acesso limitado às informações. Não existiam redes sociais. O mundo da reprodução, sobretudo no início, era conhecido por valores pouco acessíveis, profissionais mais restritos, resultados de sucesso menos expressivos, e definitivamente não havia muitas médicas mulheres nessa área da medicina.

Aos poucos, pude perceber a importância da mulher nesse contexto, e essa percepção foi uma virada de chave crucial na minha carreira, pois me motivou a me dedicar ainda mais a auxiliar mulheres e casais na realização do sonho de ter um filho. Após finalizar minha residência, iniciei também um doutorado na área e, assim que defendi minha tese na USP, no final de 2009, depois de fazer parte da pesquisa na Universidade de Michigan (EUA), fui efetivada como médica do corpo clínico da Huntington. A partir daí, além de atender as pacientes da clínica, comecei também a ter uma agenda exclusiva para minhas pacientes, passando a cuidar delas de perto e estreitando nossa relação médico-paciente.

Hoje, ao refletir sobre meus anos de trabalho com reprodução humana, percebo mudanças significativas. Uma delas é a relação entre médicos e pacientes de forma mais próxima e colaborativa, e não hierárquica como antes. A chegada das redes sociais impactou profundamente essas transformações: com mais acesso à informação, as pessoas puderam desmistificar alguns dos tabus e preconceitos em torno da reprodução humana, além de conhecer – e, então, exigir – abordagens mais empáticas, sensíveis e humanas com o paciente.

Por outro lado, vejo as redes sociais também com certa ressalva. Tenho percebido que alguns pacientes escolhem seus médicos pela internet, sem fazer a real avaliação do currículo, da formação acadêmica e da experiência profissional. É claro que eu, particularmente, uso as redes sociais e gosto dos benefícios delas, mas penso que, como tudo na vida, precisam ser usadas com responsabilidade e bom senso.

Outra mudança positiva diz respeito à sexualidade. Antigamente mais mulheres que não conseguiam engravidar se sentiam "menos capazes"; e os homens, "menos homens". Hoje, com a maior divulgação e mais informações disponíveis, essa dinâmica começou a mudar. Ainda estamos caminhando, mas de certa forma o entendimento melhorou, a imprensa passou a dar mais destaque a essa área da medicina e as pessoas passaram a encarar a reprodução humana de maneira mais aberta e esclarecida.

No aspecto científico, é fato que a reprodução humana foi marcada por uma transição significativa. Melhores taxas de gestação, análises embrionárias, qualidade de embriões, tecnologia e acesso a laboratórios: todos esses aspectos eram muito mais limitados no início. Ao lado do Dr. Alfonso, com quem trabalho desde 2006, vivenciamos essa evolução, observando melhorias nos resultados, maior acessibilidade dos tratamentos e análises embrionárias mais aprimoradas.

Enfim, ao longo desses dezoito anos, testemunhei as transformações na área da reprodução humana, buscando, acima de tudo, auxiliar famílias a realizar o sonho de ter um filho. Embora a medicina tenha evoluído bastante, ainda enfrentamos um desafio persistente: a idade do óvulo. Mesmo com avanços tecnológicos, até o momento não é possível mudar efetivamente a qualidade de um óvulo, e isso – em especial para mulheres de idade mais avançada – permanece um desafio diário.

Meu propósito hoje é claro: informar, inspirar, capacitar e compartilhar experiências. Trabalhei ao lado de pessoas e pacientes incríveis, que levo em meu coração, e agradeço cada ensinamento e oportunidade de conviver ao lado delas. Sou extremamente grata a todos os que me ensinaram e ajudaram nessa jornada: Dr. Paulo Serafini, Dr. Eduardo Motta, Dr. Ricardo Mendes Alves Pereira, Dr. Milton Reitzfeld, Dr. Edmund

Baracat, Dr. Alfonso Massaguer e todos os amigos e colegas de profissão, colaboradores, embriologistas, equipe de enfermagem e biomédicas das Clínicas Huntington, Mãe e Engravida. Agradeço a toda minha família, principalmente aos meus pais, Eneida e Luiz Sergio; aos meus irmãos, Roberta e Olavo; aos meus avós, Liliana e João; à minha filha Elena e ao meu marido Tiago, que me apoiam, compreendem e acolhem com amor. Por fim, ao "time Fettback", minha equipe insuperável, Patrícia Correia, Amanda Martins e Helena Fraidemberg, por tudo o que fizeram e fazem por mim e pelos nossos pacientes.

Após todos esses anos, como mulher, médica e mãe da Elena, que certamente me transformou em uma profissional e um ser humano melhor, quero cada vez mais abrir caminho para que as mulheres tenham liberdade e controle sobre seus corpos e se sintam seguras e amparadas com suas escolhas. Meu compromisso é continuar ajudando famílias a atravessarem esse caminho de forma mais tranquila, acolhendo a todos com profissionalismo, comprometimento e respeito.

INTRODUÇÃO

O dilema da mulher moderna

Houve um tempo em que o papel tradicional da mulher se limitava a ser mãe, esposa e dona de casa. Felizmente os costumes mudaram: hoje as mulheres têm mais possibilidades à sua frente e estão presentes em grande número no mercado de trabalho. Um dos motivos para isso está ligado à disponibilização de métodos anticoncepcionais.

No Brasil dos anos 1960, cada mulher tinha, em média, seis filhos. Desde então, essa média foi diminuindo gradualmente. De acordo com o Instituto Brasileiro de Geografia e Estatística (IBGE), em 1991, o número já havia caído para 2,89 filhos por mulher; em 2000, reduziu para 2,39; em 2018, já estava em 1,73.[1] Além disso, cada vez mais mulheres tomam a decisão de não ter filhos. Hoje esse é o caso de cerca de 37% delas.[2] Segundo o IBGE, nos últimos 12 anos, a taxa média de crescimento anual da população foi de apenas 0,52%, a menor registrada desde o primeiro censo realizado no Brasil, em 1872.[3]

Alguns motivos importantes explicam a diminuição do número de filhos por família no Brasil. O primeiro deles é que houve um aumento considerável na escolaridade da população, o que significa que mais pessoas têm acesso a informações e métodos contraceptivos. Dados do Departamento de Informática do Sistema Único de Saúde (Datasus)[4] mostram que, quanto mais acesso à educação uma mulher tem, maior a probabilidade de escolher adiar a maternidade: se no ano 2000 apenas 9,1% dos bebês nasciam de mães com 35 anos ou mais, esse número subiu para 16,5% em 2020. O IBGE ainda apontou que, entre 2009 e 2019, houve um crescimento de 57% de mães com idade entre 40 e 44 anos e de 27,2% de mães com idade entre 45 e 49 anos.

Além disso, a dinâmica das relações afetivas também mudou. Atualmente as pessoas têm mais independência, o que significa que podem ser mais seletivas ao escolher um parceiro. Muitas não desejam ou não têm pressa em casar e ter filhos.

Outro motivo é que, em uma sociedade urbana e industrial, aumentar a família se tornou um investimento alto. Por isso, muitas pessoas optam por ter poucos filhos e proporcionar a eles uma melhor qualidade de vida, com mais oportunidades. Há ainda os casais que, já assolados pelo estresse cotidiano da vida urbana, desanimam-se ao imaginar a carga de trabalho e a dedicação que um filho demanda.

É interessante notar também que, cada vez mais, a decisão de não ter filhos parte da mulher. Muitas vezes, ela não conta com o suporte necessário para cuidar de uma criança. Mesmo que as gerações mais jovens vejam de forma mais igualitária o papel de homens e mulheres, quando se trata de dividir as tarefas em casa e cuidar dos filhos, a sobrecarga frequentemente ainda recai sobre elas. As mulheres continuam assumindo a maior parte das responsabilidades no que diz respeito ao cuidado das crianças e em geral são elas que se preocupam em encontrar alguém para ficar com os filhos enquanto as mães e os pais trabalham.

Uma pesquisa apoiada pela Fundação Getúlio Vargas (FGV) revelou que 40% das mulheres deixam seus empregos formais depois de se tornarem mães. Essa decisão costuma durar por até cinco anos após o nascimento dos filhos.[5]

Com todos esses aspectos em vista, não é de surpreender que elas estejam avaliando cuidadosamente o impacto da maternidade na sua vida, levando em consideração não apenas questões financeiras, mas também ambições pessoais e profissionais, como o progresso na carreira.

Fato é que o tempo está passando, e a saúde reprodutiva feminina não acompanha o ritmo da vida moderna. Muitas vezes, quando a mulher finalmente se sente pronta para a maternidade, o corpo não está mais tão disposto quanto antes. É como se a natureza não tivesse ajustado seu relógio ao nosso novo jeito de viver.

Nas clínicas, grande parte das pacientes são mulheres com mais de quarenta anos, e não é raro encontrar casais de 35 anos ou mais tentando engravidar por anos sem procurar ajuda. Seja pela decisão de postergar a maternidade pelo estilo de vida, por hábitos alimentares, pela exposição à poluição ou por razões que podem afetar a fertilidade precocemente, muitas pessoas enfrentam dificuldades para engravidar.

Antigamente, era comum fazer exames pré-nupciais, uma espécie de planejamento para saber se estava tudo bem para ter filhos no futuro. Hoje essa procura é quase inexistente. Isso significa que muitos casais só buscam informações quando já estão há algum tempo tentando engravidar.

Graças aos avanços na medicina, existem vários tratamentos disponíveis que podem corrigir problemas de fertilidade, preservar óvulos e ajudar mulheres fora da idade reprodutiva a realizar o sonho da maternidade. Além da fertilização in vitro, há tratamentos hormonais e até doação de óvulos.

No passado, as chances de sucesso mal ultrapassavam 20% por mês ou por tentativa. Já na atualidade existem métodos com taxas de sucesso de 60% ou mais – índice que tende a ser ainda maior quando as mulheres fazem um bom planejamento familiar antes que seus óvulos envelheçam. Se uma mulher deseja adiar a maternidade para se concentrar na carreira, aproveitar a vida sem crianças ou encontrar o parceiro ideal, isso é possível sem a pressão do relógio biológico por conta da possibilidade de congelar óvulos.

Esse procedimento revolucionário, que parte da ideia de que é possível congelar algumas células do nosso próprio corpo por vários anos para usá-las no futuro, permite que a mulher não fique refém da sua idade e possa escolher o momento certo para engravidar. É claro que não é uma garantia absoluta, mas pode eliminar muitas preocupações e proporcionar mais tranquilidade.

A procura pelo congelamento de óvulos tem crescido nos últimos anos. Em São Paulo, por exemplo, as clínicas notaram um aumento de 50% durante a pandemia. Esse número é idêntico ao registrado nas clínicas dos Estados Unidos entre 2019 e 2020, segundo um artigo da revista norte-americana *Time*.[6] Os números da Agência Nacional de Vigilância Sanitária (Anvisa) mostram ainda que, nos anos de 2020 e 2021, mais de 21 mil ciclos de congelamento de óvulos foram realizados, totalizando mais de 154 mil óvulos congelados no Brasil.[7]

Antigamente, as pessoas tinham vergonha de ir a uma clínica de reprodução assistida. Era um tema considerado tabu, não se comentava em uma roda de amigos, no máximo se tocava no assunto com os familiares mais próximos. Hoje tratamentos de reprodução humana se tornaram uma realidade na vida de muitas pessoas, tanto as casadas quanto as solteiras.

Além disso, é graças à medicina reprodutiva que casais do mesmo sexo podem realizar o sonho de ter filhos com seus próprios materiais genéticos. O que antes era motivo de vergonha se tornou uma fonte de esperança e de realizações.

Vale ainda notar que tratamentos e cuidados relacionados à reprodução humana são amplos e benéficos em diversas situações. Além das já mencionadas, eles ajudam a prevenir a perpetuação de doenças genéticas, protegendo novas gerações, e proporcionam a preservação da fertilidade em pessoas que enfrentam câncer ou outras doenças que afetam o sistema reprodutivo.

—

Ao longo dos capítulos deste livro, você conhecerá a história de quatro mulheres, cada uma com vivências, realidades e aprendizados a respeito da fertilidade. Em paralelo, vamos trazer informações relevantes sobre o tema com base em artigos e pesquisas realizados por revistas e entidades científicas da área e nos nossos anos de experiência tratando pacientes de diferentes perfis e situações, desde aqueles considerados simples até os mais complexos e desafiadores.

Você entenderá como funciona o sistema reprodutivo feminino, por que os óvulos envelhecem, o que pode causar infertilidade e quais as opções de tratamentos e procedimentos para engravidar, como a fertilização in vitro. Aqui precisamos fazer um adendo: a infertilidade não escolhe idade, ela afeta mulheres de todas as faixas etárias, inclusive jovens.

No nosso percurso, vamos explorar uma opção de tratamento bastante eficaz, sobretudo para aquelas que tentaram engravidar das mais variadas formas e não conseguiram: a ovodoação. Explicaremos cada etapa desse procedimento e as questões éticas e legislativas envolvidas, desmistificando tabus e preconceitos.

Além disso, com base em evidências científicas, discutiremos hábitos saudáveis que impactam a fertilidade, combatendo a desinformação e incentivando o cuidado preventivo.

Vamos entrar ainda nas complexas questões emocionais e sociais que afligem tanto mulheres que enfrentam dificuldades para engravidar quanto aquelas que optam por não seguir o caminho da maternidade.

Também não deixaremos de fora o impacto financeiro. Quanto custa preservar a fertilidade ou realizar o desejo de ser mãe? Vamos falar sobre a questão financeira e alternativas de tratamentos mais acessíveis.

Por fim, queremos incentivar uma reflexão, não só como profissionais da saúde, mas como pessoas que se sensibilizam e acompanham diariamente a vida de diversas pacientes, compreendendo a importância da esperança em toda essa jornada.

Este livro não pretende pressionar mulheres a tomarem decisões, tampouco culpá-las pelas suas escolhas. Aqui você não encontrará um manual que estimule uma corrida contra o tempo ou algo que vá acrescentar mais um fardo a uma vida já cheia de desafios. A maternidade é um caminho repleto de escolhas, um território onde as decisões não são simples, e é direito da mulher conhecer todas as alternativas disponíveis. Compreender os diversos aspectos da reprodução humana melhora a qualidade de vida e contribui para trazer tranquilidade quanto à decisão tomada, qualquer que seja ela.

Conhecimento é poder. Nessa era de avanços médicos e científicos, é imprescindível que todos os profissionais de saúde se comprometam a atualizar suas práticas, garantindo que informações precisas e detalhadas estejam ao alcance de todos os pacientes. Sonhamos com um mundo em que os conhecimentos que temos hoje sobre planejamento familiar façam parte do currículo escolar. Desejamos ainda que esse tema possa ir além de orientações relacionadas a gravidez espontânea e métodos contraceptivos.

Enquanto esperamos por essas importantes mudanças, este livro busca empoderar as mulheres e dar a elas mais controle sobre seus corpos, mostrando-lhes que podem pensar sobre a maternidade de forma mais tranquila e fazer escolhas no seu próprio tempo.

"A CULPA É TODA MINHA"

"Eu nunca imaginei que comigo ia ser tão difícil."

A ideia de segurar um bebê nos braços e ver o sorriso no seu rosto parecia a coisa mais natural do mundo. Ela sempre acreditou que, mesmo depois dos trinta, conseguiria engravidar, já que mantivera hábitos saudáveis a vida toda. Afinal, é assim que deveria ser, pensava. Mas meses se transformaram em anos, e os testes de gravidez continuavam mostrando aquele resultado indesejado: negativo.

As mulheres mais velhas da sua família não entendiam por que não conseguia engravidar, e ela não sabia o que responder. Parecia que reconhecer que uma mulher não pudesse conceber um filho era o mesmo que dizer que a Terra era plana – algo que ia totalmente contra as leis da natureza.

Ao mesmo tempo, todos à sua volta tentavam confortá-la com palavras de encorajamento. "Relaxe", diziam. "Quando for a hora certa, acontecerá". Por melhores que fossem as suas intenções, as pessoas pareciam não compreender a situação na sua magnitude. Ela se sentia sozinha. E por mais que ficasse feliz por eles, testemunhar o nascimento dos filhos de amigos e familiares muitas vezes contribuía para aumentar o sofrimento.

Tentava relaxar, mas a ansiedade parecia piorar. O sentimento de frustração se instalou, como uma sombra constante que nunca a deixava. A cada mês que passava, ela ficava mais apreensiva. Subitamente a culpa também bateu à porta.

Então, os tratamentos médicos entraram em cena. Consultas, injeções, medicamentos e uma montanha-russa de emoções. Ela se perguntava se estava fazendo algo errado ou "pagando os pecados", já que seu corpo era incapaz de cumprir a função que parecia ser tão natural para tantas outras mulheres. A sensação de fracasso a perseguia.

SEQUELAS EMOCIONAIS

A personagem dessa história representa milhões de mulheres espalhadas pelo mundo, que compartilham uma vivência mais comum do que se imagina: o desejo de ter um bebê e, em seguida, a frustração de ansiar por uma gravidez não acontece naturalmente.

Algumas passam pelo trauma do aborto espontâneo, seguido pelo diagnóstico de infertilidade. Depois, decidem buscar tratamentos e, em alguns casos, começam a se questionar sobre a decisão de continuar tentando ter um filho.

Quando uma mulher é diagnosticada com infertilidade, vários aspectos da sua vida podem ser afetados, como relacionamentos, família, trabalho e círculo social. Um sentimento confuso e esmagador vai consumindo cada uma dessas esferas, e ela passa a ser dominada por culpa, tristeza, ressentimentos, negação, autossabotagem, sensação de impotência e muita frustração. Esses sentimentos podem causar uma diminuição significativa da sua energia e do seu bem-estar.

Cada mulher enfrenta o diagnóstico de maneira única, mas muitas delas adoecem e permanecem isoladas, sem compartilhar esse sofrimento com ninguém.

De acordo com um estudo realizado pela Sociedade Americana de Medicina Reprodutiva com 352 mulheres e 274 homens, mais da metade das mulheres diagnosticadas com infertilidade apresentam sintomas de depressão. Embora em menor grau, isso afeta também seus parceiros.[8]

INCIDÊNCIA DE DEPRESSÃO E ANSIEDADE COM A INFERTILIDADE [9]

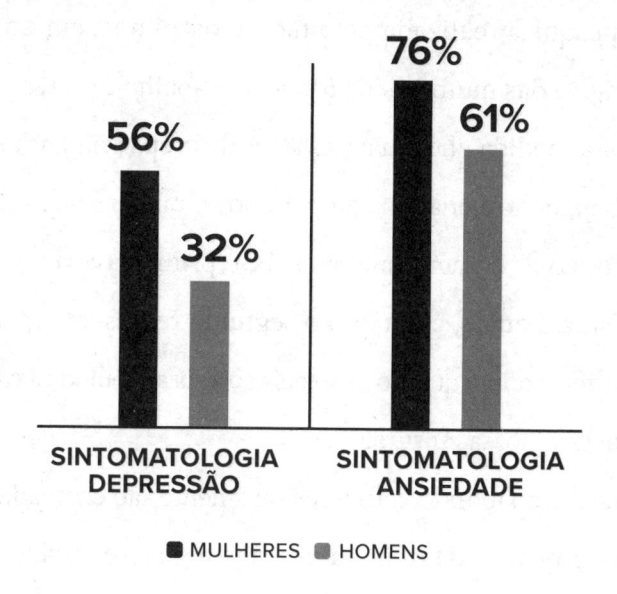

	SINTOMATOLOGIA DEPRESSÃO	SINTOMATOLOGIA ANSIEDADE
MULHERES	56%	76%
HOMENS	32%	61%

O FARDO INVISÍVEL

Desde a infância, mulheres são moldadas para serem esposas e mães perfeitas, cuidadoras incansáveis do lar e líderes de uma família exemplar. Elas crescem aprendendo que, para ser uma "mulher de verdade", devem preencher uma série de requisitos, entre eles, ter filhos.

A pressão social é constante: "Quando vai casar?", "Cuidado para não ficar pra titia!", "Já está na hora do primeiro filho!". Mesmo na atualidade, muitas ainda acreditam na ideia de que a mulher nasceu para gerar um filho. Se isso não acontece, é porque ela "não é mulher o suficiente".

Uma pesquisa realizada pelo IBGE mostra que, em 2019, a taxa de participação das mulheres na força de trabalho foi 54,5%. Entre os homens, esta medida chegou a 73,7%. A discrepância na força de trabalho também ocorre quando comparamos o número de mulheres que são mães com o de homens que são pais: o primeiro corresponde a um pouco mais da metade, enquanto o segundo representa quase 90%.[10] Esses dados mostram o quanto os papéis sociais atribuídos a cada gênero ainda impactam nossa cultura.

No Brasil e no mundo, mulheres raramente são ensinadas a estabelecer limites e, quando o fazem, carregam o peso na consciência por não priorizar o bem-estar de outras pessoas. Então, a culpa está presente em qualquer decisão que elas tomam.

Em uma busca incessante por perfeição e aceitação, fazem de tudo para atender às expectativas, e nunca parece ser o suficiente. Qualquer acontecimento que saia do padrão, do planejado, do que os outros esperavam dela gera culpa. Desse modo, enquanto algumas se sentem culpadas por não quererem ter filhos, outras se culpam por não conseguirem tê-los.

Elas se sentem menos femininas e acreditam que poderiam ter tomado decisões diferentes para evitar as consequências atuais – como se a infertilidade fosse fruto exclusivamente das suas decisões.

De acordo com uma pesquisa realizada por uma revista britânica,[11] 96% das mulheres se sentem culpadas pelo menos uma vez por dia. Os motivos são diversos: não ser boa no trabalho, dar pouca atenção à família, não ter uma vida saudável, entre outros. Essa sensação piora quando elas se tornam mães.

"DEUS NÃO QUER QUE EU SEJA MÃE"

A vida é muito mais complexa do que uma simples equação: ela depende de diversos fatores que fogem do nosso controle. É justamente a falta de explicação lógica que dá espaço para a criação das mais variadas hipóteses: "Deus não quer", "Estou sendo castigada", "Deve ser porque sou muito estressada", "Acho que é porque eu sou ingrata", "É uma provação", "Deveria ter me cuidado mais". Na falta de quem culpar, culpamos a Deus ou a nós mesmos.

A culpa só é benéfica quando nos faz refletir sobre nossas ações com o intuito de melhorar alguns pontos que de fato podem estar sendo negligenciados. Porém, quando se torna irracional e desproporcional, não é saudável. Sentimentos e pensamentos negativos em excesso podem levar a problemas de saúde mental, como ansiedade, baixa autoestima e depressão.

Um teste interessante para saber se devemos ou não sentir culpa por algo que fizemos é imaginar que a ação que provocou esse sentimento foi realizada por um amigo querido: nesse caso, achamos que ele tem culpa ou não? Se a resposta for positiva, vale refletir sobre as próprias ações; caso contrário, não há motivos para a autopunição.

Tomamos decisões que fazem sentido no momento, e é quase impossível determinar com precisão quais serão as consequências delas no longo prazo. Não podemos prever o futuro, e muitas vezes as causas da infertilidade são desconhecidas.

Há ainda os inúmeros casos de mulheres negligenciadas por médicos despreparados ou que recebem tratamentos inadequados às suas especificidades, contribuindo para sua infertilidade. Os abortos frequentes, por exemplo, podem ser banalizados ou não ser investigados, já que muitas vezes a causa é a formação de um embrião alterado, que naturalmente é eliminado pelo útero. Porém, a dor da perda é grande e tende a ser subestimada.

A curetagem ou outros procedimentos são também banalizados, devido à ideia de que seriam inofensivos ao útero. Porém, podem prejudicar a saúde uterinana, reduzindo a sua capacidade de receber um embrião (o que diminui as chances de uma gravidez), ou deixar o colo uterino "frouxo", podendo abrir precocemente em uma gravides. As consequências disso podem ser a perda do bebê ou um quadro de prematuridade extrema, com chances de causar sequelas graves à criança.

O controle que temos se limita a cuidar da nossa saúde, buscar por bons profissionais, manter os exames em dia e não negligenciar os alarmes que nosso corpo nos dá. O restante é atravessado por probabilidades, possibilidades e incertezas.

A busca por um profissional especializado e confiável ajudará não somente a realizar o sonho de gerar um filho, mas também a minimizar os riscos à saúde física e mental da paciente. Afinal, investigar a causa do problema é um passo importante para encontrar soluções práticas.

Infelizmente, a tecnologia reprodutiva ainda não descobriu uma fórmula mágica para aliviar a culpa que as mulheres sentem ao enfrentar desafios para engravidar, mas há sempre uma saída: o segredo está em como encaramos esses desafios. Se o cérebro é capaz de criar inúmeras mentiras para nos sabotar, ele também é capaz de fazer o inverso: entender que a culpa não é nossa.

CAPÍTULO 1

"Sou jovem, ainda tenho muito tempo para engravidar"

O tempo passava, e Daniela se via cada vez mais distante da ideia de chegar aos trinta com filhos e uma família formada. Aos 27 anos, sua carreira como arquiteta atingia o auge, mas a vida pessoal estava longe do ideal que sempre imaginara. Ela havia acabado de sair de um relacionamento longo e enfrentava a difícil tarefa de recomeçar. Como tinha o sonho de casar e ter filhos, não queria demorar para encontrar um parceiro.

Esse novo capítulo da sua vida não demandava apenas que ela buscasse alguém compatível em termos de personalidade, mas também que alinhasse expectativas, consolidasse o relacionamento, construísse alicerces de confiança e conquistasse estabilidade financeira. Só então começaria a planejar a vinda de um filho.

Daniela sempre quis muito ser mãe, e sua mãe sempre quis muito ser avó. Porém, a própria experiência dela em casa, durante a juventude, também carregava a sombra das palavras do seu pai: "Cuidado para não engravidar! O homem segue a vida dele, a mulher é quem fica presa ao filho para sempre". Em cada relacionamento que teve, a preocupação dominante era evitar uma gravidez indesejada a todo custo.

À medida que o tempo avançava, o medo da maternidade precoce cedia lugar ao de uma gestação tardia demais. Ela conhecia os métodos de prevenção de ponta a ponta, mas nunca lhe explicaram a importância do planejamento familiar. Em conversas com amigas, Daniela começou a levantar questionamentos sobre os quais pouco se debruçara antes. Era como se, de repente, tivesse iniciado uma corrida contra o relógio.

Foi nessa mesma época que Daniela recebeu uma ligação de Gisele, uma amiga dos tempos de faculdade. Aos 48 anos, Gisele anunciava, emocionada, que estava grávida. Foi então que Daniela descobriu um segredo que a amiga guardava há anos: o sonho de ser mãe.

Desde a faculdade, Gisele vinha tentando conceber um filho, mas a idade se tornara um desafio. Ela já havia passado por diversos tratamentos malsucedidos, o que lhe causou frustração e vergonha de dividir esse desejo com outras pessoas. Durante a conversa, Gisele compartilhou uma informação valiosa sobre o congelamento de óvulos, que abriu os olhos de Daniela para uma nova perspectiva. A partir daquele momento, o conselho da amiga se tornou um lembrete diário: "Quando a gente quer, às vezes já é tarde. Pense nisso enquanto você está na flor da idade".

AFINAL, O QUE É "SER FÉRTIL"?

Quando falamos de reprodução humana, ser fértil significa, em termos simples, ter a capacidade de conceber um filho de maneira espontânea, ou seja, através de relações sexuais, resultando no desenvolvimento de um embrião saudável e, posteriormente, em uma gestação bem-sucedida.

A fertilidade de uma mulher envolve vários fatores. Um dos principais diz respeito a ciclos menstruais regulares. Estudos demonstram que mulheres que menstruam todos os meses, isto é, que apresentam ciclos menstruais regulares, têm cerca de 99,5% de probabilidade de estarem ovulando regularmente, o que chamamos de "ciclo com ovulação".[12]

O ciclo menstrual se inicia no primeiro dia de sangramento vermelho vivo e de intensidade variável, podendo ser um fluxo menor ou maior de acordo com cada mulher. Embora a periodicidade mais comum seja a de 28 dias, consideramos regulares aqueles com duração de 21 a 35 dias.[13]

Porém, uma gestação espontânea não depende somente da ovulação. A fertilidade demanda ainda tubas uterinas com função e permeabilidade preservadas, uma cavidade uterina receptiva na qual o embrião possa se implantar, evoluir e se desenvolver, além de espermatozoides saudáveis que consigam chegar até o óvulo e fertilizá-lo.

Diferentemente do que acontece com a mulher, o potencial reprodutivo masculino não está tão ligado à idade, e homens férteis podem produzir espermatozoides saudáveis ao longo de toda a vida. Em média, a cada ciclo de 72 a 90 dias, homens férteis renovam suas células reprodutivas em um processo chamado de "espermatogênese". Cada ejaculação, costuma ter mais de 20 milhões de espermatozoides por mililitro de sêmen.[14]

Já as mulheres contam com uma reserva ovariana, isto é, uma única quantidade de óvulos para a vida inteira, que vai diminuindo com o passar dos anos, até não restar mais nenhum. Essa quantidade é, como veremos, significativamente menor do que a de espermatozoides existentes em uma única ejaculação.

DO FETO À MENOPAUSA

A produção dos óvulos começa antes mesmo de a mulher nascer. Ainda no útero da mãe, por volta da vigésima semana de gestação, há cerca de 8 milhões de óvulos nos ovários, e cada folículo contém um óvulo imaturo. Com o tempo, os óvulos que estão dentro dos folículos retomam sua divisão celular, e alguns deles se transformarão nos óvulos que a mulher liberará ao longo da sua vida reprodutiva.

No momento do nascimento, o número de óvulos já diminuiu para cerca de 1 a 2 milhões e, durante a adolescência, após a primeira menstruação, a quantidade cai para em torno de 300 a 400 mil. A cada ciclo menstrual, alguns desses folículos são ativados e evoluem com a formação de receptores para os hormônios chamados gonadotrofinas (FSH e LH), no que chamamos de "ondas foliculares". Em um ciclo natural, esses folículos competem pelas gonadotrofinas, de modo que, em geral, apenas um cresça e ovule, liberando o óvulo.

Independentemente da presença ou não de métodos anticoncepcionais que impedem a ovulação, os folículos daquela "onda folicular" são eliminados. Esse processo ocorre em toda mulher durante a vida reprodutiva, e não temos controle sobre essas ondas. Assim, a imensa maioria dos folículos ativados morrerá com seu óvulo – as únicas outras opções são a fertilização daquele óvulo ou a retirada para congelamento.

Reforçamos para todas as pacientes submetidas ao estímulo ovariano e à coleta dos óvulos que estamos apenas retirando os que morreriam naquela onda folicular. O processo de estimulação ovariana com aspiração dos óvulos não modifica a reserva ovariana ou a data de menopausa. Congelar óvulos traz uma chance de futuro para aqueles que estavam prestes a serem eliminados nos ovários.

Quando a reserva de folículos se esgota, a mulher não tem mais óvulos disponíveis para serem liberados, então entra na menopausa. Por essa razão, um dos principais métodos para avaliar a fertilidade de uma mulher é verificar sua reserva ovariana.

PORCENTAGEM DE ÓVULOS DURANTE A VIDA DA MULHER

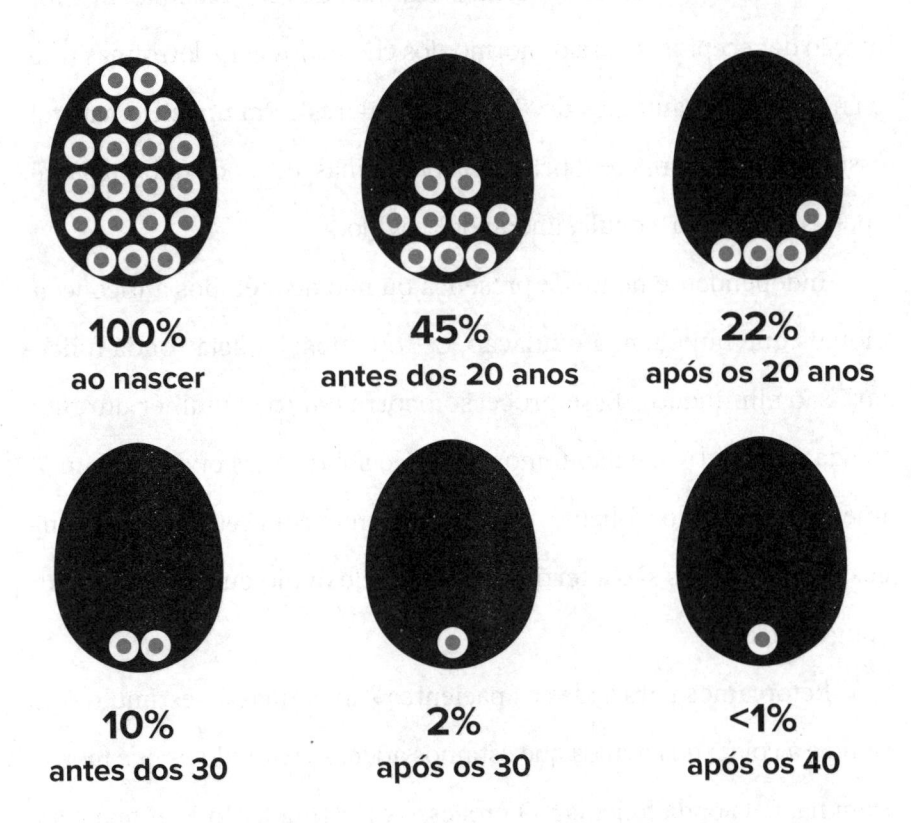

100%
ao nascer

45%
antes dos 20 anos

22%
após os 20 anos

10%
antes dos 30

2%
após os 30

<1%
após os 40

Do ponto de vista biológico, uma mulher de até 35 anos de idade tem uma chance cumulativa (que significa a soma das chances de cada mês ou tentativa) de gestação de aproximadamente 20 a 25% por tentativa em ciclos espontâneos. A partir dos quarenta anos, a taxa de gravidez cai para

10% por tentativa, sendo menor que 1% após os 45. Depois dos cinquenta anos, a chance de engravidar naturalmente é quase nula.

TAXA DE GRAVIDEZ MENSAL NATURAL X IDADE DA MULHER

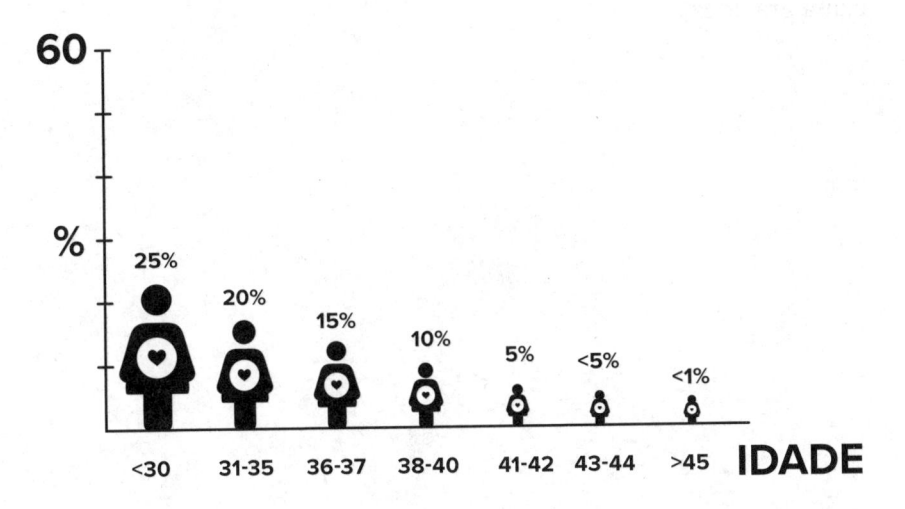

Idade	<30	31-35	36-37	38-40	41-42	43-44	>45
%	25%	20%	15%	10%	5%	<5%	<1%

É importante entender que, quando falamos sobre dificuldades de engravidar relacionadas à idade, não estamos nos referindo apenas à quantidade de óvulos disponíveis, mas também à sua qualidade. Engravidar em idades mais avançadas não só é mais difícil como envolve mais riscos, incluindo a gestação com problemas cromossômicos, como a síndrome de Down, e maior risco de aborto espontâneo. Afinal, se o envelhecimento afeta a qualidade dos óvulos, ele pode ser determinante para a evolução de um embrião.

Em outras palavras, ter óvulos saudáveis aumenta a probabilidade de formar embriões saudáveis, o que, por sua vez, amplia as chances de ter uma gravidez bem-sucedida e sem complicações. Nesse sentido, é essencial que as pessoas estejam cientes desses desafios e riscos ao planejar a gravidez.

CAPÍTULO 2

"Sempre me cuidei, logo meus óvulos devem ser saudáveis"

Já perto dos trinta anos e sem um companheiro fixo, Daniela passou a abordar o tema do congelamento de óvulos nas consultas ginecológicas. O que ela sempre ouvia dos médicos era que seus exames estavam ótimos e que valeria a pena esperar mais um pouco antes de tomar essa decisão. Argumentavam que, graças aos avanços da medicina, as mulheres podiam adiar essa medida até os 35 sem grandes perdas na qualidade dos óvulos. Embora relutante, ela decidiu esperar.

Dois anos se passaram, e Daniela conheceu o atual marido, Gustavo. O relacionamento começou à distância, ela na Bahia e ele em São Paulo. Seu plano perfeito exigia que se conhecessem melhor, compartilhassem o mesmo teto e avaliassem se eles seriam os parceiros ideais um do outro para construir uma família.

Assim, depois de três anos na ponte aérea, Daniela, já com quase 35 anos, conseguiu se mudar para São Paulo e ir morar com Gustavo. Ela não tinha a intenção de engravidar no primeiro ano, pois sabia que, apesar de já se relacionarem há alguns anos, os dois estavam prestes a embarcar em uma nova jornada.

Assim, enquanto aproveitava a nova fase da vida com Gustavo, Daniela mantinha uma determinação clara na sua mente: encontrar uma clínica para congelar seus óvulos. Ela sabia que, apesar de seu corpo e sua mente não darem sinais de envelhecimento, a idade dos óvulos já estava bem mais avançada.

Do ponto de vista social, ser jovem é sinônimo de descobertas e experiências. É um momento em que buscamos realizar sonhos, fazer viagens, investir na carreira profissional. Além disso, é ter energia, disposição, em geral um físico robusto e uma aparência preservada, sem rugas ou marcas de expressão. Acontece que, hoje, tudo isso condiz com a realidade atual de uma pessoa que está entre os trinta e os quarenta e poucos anos.

Diferentemente do que acontecia em gerações passadas, a mulher hoje cuida mais da sua saúde física e dos seus hábitos alimentares, frequenta academias, realiza procedimentos estéticos e cuida da pele todos os dias. Assim, uma mulher na faixa dos trinta e poucos anos pode facilmente aparentar estar na faixa dos vinte. O problema é que o mesmo não se aplica aos óvulos.

Muitas mulheres confundem sua vitalidade e longevidade física com sua saúde reprodutiva. Elas podem se sentir incríveis e saudáveis, mas seus óvulos não acompanham esse mesmo ritmo. O resultado é que, quando chegam a certa idade, elas se surpreendem com a dificuldade para engravidar, pois, como vimos, a idade desempenha um papel crítico e decisivo na fertilidade feminina.

A situação é ainda mais complicada para uma mulher com mais de quarenta anos, quando as opções para engravidar se tornam limitadas. Uma das alternativas é a fertilização in vitro, mas mesmo essa opção não vem com garantias absolutas, especialmente quando se utilizam os próprios óvulos da mulher de idade avançada, sobretudo após os 43 anos.

ANOMALIAS NO EMBRIÃO

Como vimos, anomalias cromossômicas se tornam mais comuns à medida que os óvulos vão perdendo qualidade. Isso ocorre devido a um processo natural. A partir dos trinta anos, há um gatilho genético que faz com que a qualidade e a quantidade de óvulos diminua mais rapidamente. Esse declínio acentua-se dos 30 aos 37 anos e, após os 40 anos, ele praticamente despenca.

Portanto, pode-se dizer que, em termos de reprodução humana, a passagem de dois anos para uma mulher que sai dos 31 e chega aos 33 é muito diferente da passagem de dois anos que se dá entre os 38 e os 40 anos. Embora o tempo cronológico o mesmo, biologicamente a fertilidade diminui de forma abrupta por volta dos quarenta anos.

Quando um embrião tem alguma alteração cromossômica, isso significa que ele tem a quantidade ou a organização estrutural errada de cromossomos, o que é chamado de "aneuploidia". Essa condição não leva necessariamente a síndromes, mas pode, por exemplo, resultar em um aborto espontâneo.

Para entender isso melhor, é preciso lembrar que cromossomos são estruturas feitas de DNA e proteínas. Eles são como pequenos manuais de instruções dentro das células do corpo, contendo informações genéticas que determinam, por exemplo, a cor dos olhos, a altura e muitas outras características que herdamos dos nossos genitores. As células humanas normalmente têm 46 cromossomos.

É importante ressaltar ainda que a quantidade de óvulos nem sempre está relacionada à qualidade. Uma mulher jovem pode apresentar uma reserva ovariana baixa, porém, se a qualidade dos seus óvulos for boa, as chances de ela ter uma gravidez bem-sucedida são maiores do que as de uma mulher com reserva ovariana elevada que tenha idade mais avançada. Além disso, alguns casos de síndrome do ovário policístico, por exemplo, podem resultar em embriões de menor qualidade ou alterados cromossomicamente.

Em algumas situações, o processo de envelhecimento dos óvulos pode ocorrer de forma mais acelerada devido a fatores como histórico de doença genética na família, menopausa precoce, doenças autoimunes, endometriose ou tratamentos como quimioterapia, entre outros.

IDADE	CHANCES DE GRAVIDEZ	RISCO DE ABORTAMENTO	RISCO DE ALTERAÇÕES CROMOSSÔMICAS
-30	25%	14%	1/380
+35	15%	19%	1/212
40	10%	40%	1/66
45	menos de 8%	até 60%	1/21

Fonte: American Society for Reproductive Medicine.

A idade do espermatozoide tem um impacto muito menor, em comparação com a idade do óvulo. Apesar de haver uma forte correlação da idade paterna avançada com a diminuição da qualidade do esperma e o aumento da ocorrência de algumas condições após o nascimento, como autismo e esquizofrenia, o impacto da idade do homem nas alterações cromossômicas é bastante controverso. No entanto, espermatozoides saudáveis resultam indubitavelmente em embriões de melhor qualidade e, portanto, é muito importante avaliar e otimizar a qualidade seminal, objetivando uma gestação saudável.[15]

UM PROCESSO NATURAL INEVITÁVEL

Manter um estilo de vida saudável é ótimo para a saúde física e mental de toda mulher, mas não tem o poder de deter o envelhecimento dos óvulos. Em muitos sentidos, atualmente, não é raro uma mulher de quarenta ser confundida com a prima de vinte anos, mas no mundo da reprodução humana, quando o assunto é reserva ovariana e qualidade dos óvulos, as coisas são um pouco difíceis. Essa é uma parte desafiadora da medicina: ainda não há métodos que revertam ou desacelerem a perda da fertilidade feminina com o passar do tempo.

Muitas mulheres expressam que, se fossem informadas e soubessem o que enfrentariam no futuro, teriam tomado algumas decisões diferentes, seja engravidando mais cedo ou congelando seus óvulos. Dessa forma, algumas recorrem à ovodoação, uma vez que, utilizando óvulos de mulheres mais jovens, a gravidez tem uma alta taxa de sucesso.

Por isso, é aconselhável procurar orientação de um médico ou profissional de saúde para ajudar a desenvolver um plano reprodutivo. Além disso, como veremos mais à frente, é importante também que esse plano leve em conta fatores como quantidade de filhos desejados, estilo de vida, alimentação, consumo de álcool, tabagismo e doenças genéticas.

CAPÍTULO 3

"Congelar óvulos não é para mim"

A o congelar os óvulos, a intenção de Daniela não era necessariamente usá-los em algum momento, até porque ela gostaria de tentar primeiro a concepção natural. O que ela de fato buscava era a paz de espírito e a segurança de saber que, se fosse necessário, seus óvulos de 35 anos de idade estariam jovens e intactos para uma futura fertilização.

No passado, o congelamento de óvulos era indicado para mulheres que passariam por tratamentos contra o câncer, como quimioterapia e radioterapia, os quais poderiam levá-las à menopausa precoce. No entanto, ao longo das últimas décadas, houve avanços significativos na medicina reprodutiva, como maior informação e acessibilidade aos tratamentos. Isso permitiu que o procedimento fosse recomendado também para condições não oncológicas, como endometriose e doenças autoimunes, assim como para mulheres que querem adiar a maternidade por razões sociais ou indecisão sobre o desejo da maternidade, ou programar um segundo ou terceiro filho – do mesmo relacionamento ou de novos parceiros – ou ainda para mulheres que pretendem ser mães solo um dia.

Em essência, o congelamento pode ser visto como uma espécie de "seguro de vida" que se aplica às mais diversas situações da mulher moderna. No contexto atual, esse processo também é conhecido como "preservação social da fertilidade", pois vai muito além do aspecto físico, isto é, da geração de um embrião saudável. Congelar óvulos, hoje, envolve aspectos sociais e culturais, como liberdade de escolha, igualdade de gênero, mudanças nos padrões de vida e de relacionamentos e impacto nas relações familiares.

Assim como o surgimento do anticoncepcional é visto por muitos como um símbolo da emancipação feminina, o congelamento de óvulos representa a liberdade de gerir não apenas o próprio corpo, mas também a própria vida.

IDADE CERTA PARA CONGELAR

A menopausa é popularmente vista como o único momento em que não é mais possível engravidar, sendo considerada uma preocupação apenas a partir dos 45-50 anos. Essa crença leva muitas mulheres a pensar: "Ainda não estou na menopausa, por que eu teria dificuldades para engravidar?" Afinal, parece que todas as mulheres engravidam com facilidade, mesmo as que não desejam ter filhos, então por que não se pode acreditar que, desde que ainda não se tenha entrado na menopausa, é possível engravidar a qualquer momento?

Como mostramos, a partir dos 35 anos, os óvulos vão ficando cada vez mais escassos e de qualidade cada vez menor. Por isso, é ideal considerar o congelamento de óvulos antes dessa idade.

Quanto mais cedo a mulher optar por essa escolha, mais opções terá no futuro para realizar o sonho de ser mãe. Um período excelente para o congelamento é entre 30 e 35 anos (atualmente, com os avanços da medicina, pode-se considerar até 37 anos).[16]

É claro que uma mulher de 25 anos pode não pensar em ter filhos nesse momento. Se seus óvulos forem saudáveis e seus exames ginecológicos estiverem dentro da normalidade, não é necessário realizar o procedimento por ora. Porém, quando ela chegar aos 32 ou 33 anos, caso ainda não tenha planos imediatos de engravidar, esse será um bom momento para ir atrás de informações com vistas a proteger sua fertilidade e conhecer as limitações do procedimento, assim como as taxas de sucesso.

Os óvulos congelados nessa faixa etária geralmente têm melhor qualidade e oferecem uma oportunidade mais promissora para futuras gestações, permitindo que a mulher engravide quando quiser. De acordo com estudos,[17] mulheres que congelam óvulos com até 34 anos têm 75% de chances de engravidar.

NÚMERO DE ÓVULOS CONGELADOS	NÚMERO ESPERADO DE EMBRIÕES	IDADE					
		<30	30-34	35-37	38-40	41-42	43-44
5 a 10	1 a 2	50%	50%	40%	30%	20%	10%
11 a 15	2 a 4	60%	60%	50%	40%	30%	20%
16 a 20	3 a 6	70%	70%	60%	50%	40%	30%
21 a 30	4 a 8	75%	75%	65%	55%	45%	35%
% embriões geneticamente normais		65%	60%	50%	40%	25%	15%

A área em preto representa a recomendação para o número de óvulos que deve ser congelado conforme a idade.

NÚMERO MÍNIMO RECOMENDADO:
- Até 35 anos – 11 a 15 óvulos
- 35 a 37 anos – 16 a 20 óvulos
- 38 anos ou mais – 21 a 30 óvulos

Apesar de haver um período ideal em que as taxas de sucesso são maiores, não existe uma idade máxima para congelar óvulos. Toda mulher que ainda ovula – ou seja, que menstrua naturalmente – pode congelar seus óvulos. Assim, se uma mulher de quarenta anos tem intenção de engravidar em algum momento no futuro, é mais recomendável congelar os óvulos agora do que entregar seu futuro reprodutivo apenas à possibilidade de engravidar naturalmente ou tentar tratamentos com óvulos mais envelhecidos e piores resultados.

No entanto, é importante que ela receba as informações adequadas sobre verdadeiras chances de sucesso, de acordo com a idade e o número de óvulos congelados, para tomar sua decisão.

É alto o número de pacientes de quarenta anos que chegam às clínicas de reprodução humana inconformadas com a realidade que encontram diante de si, principalmente porque muitas delas jamais receberam orientações a respeito do envelhecimento e da redução dos óvulos com o avanço da idade, tampouco das possibilidades de preservar sua fertilidade. Esse cenário precisa mudar.

INÍCIO DO TRATAMENTO

Quando Daniela chegou à clínica, os profissionais revisaram seu histórico médico, solicitaram os exames necessários e discutiram sua situação.

Os médicos precisavam verificar se o sistema reprodutivo de Daniela estava funcionando normalmente, sem a influência de medicamentos. Assim, entre os exames solicitados estava o do hormônio antimülleriano, que avalia a reserva ovariana – algo que não fazia parte da rotina ginecológica dela.

Consciente da relevância desse exame, Daniela passou a aconselhar suas amigas a checarem suas reservas também, para que possíveis problemas pudessem ser tratados o quanto antes. Algumas delas, com idade em torno dos 28 anos, ficaram surpresas com os resultados, os quais revelaram que, apesar da juventude, suas reservas já se encontravam significativamente baixas.

Com todos os exames realizados, Daniela recebeu orientações sobre as medicações que usaria e os próximos passos do processo. O congelamento de óvulos segue várias etapas bem-definidas, que garantem a preservação dessas células da melhor maneira possível.

CAPÍTULO 4

O passo a passo do congelamento de óvulos

Há diversos procedimentos possíveis para o congelamento de óvulos, e a decisão de qual usar depende de vários fatores, como a idade da paciente, se ela tem um parceiro ou uma parceira e se ela faz algum tratamento contra câncer. Se a resposta a este último caso for positiva, é importante saber também qual protocolo de radioterapia ou quimioterapia será utilizado e o tempo disponível para o congelamento antes do início desses tratamentos.

Na maioria dos casos, tudo começa no início do ciclo menstrual, geralmente entre o primeiro e o terceiro dia da menstruação. Nesse momento, os níveis de hormônios no ovário, como o estradiol e a progesterona, diminuem, e o cérebro recebe um sinal para produzir o hormônio folículo estimulante (FSH). Vamos explicar melhor a função desse hormônio mais adiante. O FSH tem a função de recrutar os óvulos daquele ciclo; dessa forma, os folículos começam a crescer, produzindo inicialmente o hormônio chamado de "estradiol". Então, antes de iniciarmos as medicações, a paciente realiza exames de sangue e uma ultrassonografia transvaginal para avaliar o útero e os ovários e checar a reserva ovariana daquele ciclo – a qual denominamos "contagem de folículos antrais".

É importante ressaltar, porém, que, dependendo do caso, não é necessário aguardar o começo de um novo ciclo para seguir com o procedimento. Hoje há protocolos que permitem o início em qualquer fase do ciclo, o que é indicado principalmente em casos oncológicos, quando o tempo disponível é menor.[18]

ESTIMULANDO OS OVÁRIOS

Depois de passar pelos exames, era hora de Daniela começar a estimulação ovariana. Esse é um procedimento fundamental em medicina reprodutiva, usado para aumentar a quantidade de óvulos maduros disponíveis.

Aqui vale apontar, novamente, que os tratamentos atuais não são capazes de criar novos óvulos, mas permitem o aproveitamento da reserva que a mulher já tem em determinado mês, otimizando o número de óvulos a serem coletados por ciclo de indução.

Assim, por volta do segundo ou terceiro dia após o início da menstruação, ela começou a aplicar injeções subcutâneas em casa, as quais continham gonadotrofinas, que são hormônios semelhantes ao FSH e ao hormônio luteinizante (LH), mas em doses mais elevadas – as famosas "injeções na barriga". Atualmente essas medicações são de fácil aplicação, pois já vêm prontas em dispositivos semelhantes a canetas, então a própria paciente pode aplicá-las com extrema facilidade.

Essas injeções têm o propósito de estimular os ovários a formarem muitos folículos pré-ovulatórios, em vez de apenas um, como ocorre naturalmente. Com isso, aumentam as chances de se conseguir coletar vários óvulos maduros. Como citamos anteriormente, as injeções contêm os hormônios gonadotrofinas, que fazem os folículos crescerem em número e os óvulos amadurecerem até a fase ideal para fertilização, preparando-se para o processo de ovulação que acontece naturalmente.

A quantidade de injeções e a duração do processo dependem de diversos fatores, como a idade da paciente, os níveis de hormônio antimülleriano, o objetivo do tratamento e os medicamentos utilizados. Em média, pode-se dizer que leva cerca de dez dias.

Uma dúvida muito comum entre as mulheres que atendemos na clínica é se elas vão gastar mais óvulos da sua reserva natural em função da hiperestimulação da ovulação. Essa é uma pergunta bastante válida para aquelas que, mesmo optando pelo congelamento, ainda têm intenção de engravidar de forma natural. A resposta é "não". Nesse processo, o que fazemos é somente otimizar o ciclo. Os óvulos que são hiperestimulados seriam descartados de toda maneira, porque fazem parte da mesma onda folicular. Invariavelmente, em todos os ciclos a mulher perde centenas de óvulos.

Assim, o procedimento de coleta não prejudica a fertilidade futura nem leva à menopausa precoce. O que ele faz é tentar garantir uma reserva de óvulos de melhor qualidade.

"UMA BOMBA DE HORMÔNIOS"

Algumas pacientes têm medo de usar hormônios em função dos seus efeitos colaterais. No entanto, na maioria dos casos, eles são leves ou moderados e, quando acontecem, podem ser administrados.

Na estimulação ovariana, muitas vezes rotulada como uma "bomba de hormônios", a quantidade de hormônios, se pensarmos na taxa cumulativa, é muito menor do que aquela contida em pílulas anticoncepcionais usadas ao longo de vários anos.

É nesse período de estimulação, geralmente depois do quinto ou sexto dia de tratamento, que algumas mulheres podem experimentar alterações emocionais, como oscilações de humor semelhantes à tensão pré-menstrual (TPM). Além disso, também podem ocorrer dores de cabeça, retenção de líquidos, inchaço nas mamas e, eventualmente, desconfortos intestinais e cólicas leves. Na prática, observamos que, se for bem orientada e acompanhada durante esse período, a maioria das pacientes lida bem com o processo.

Contudo, é claro que cada mulher tem uma sensibilidade física e emocional diferente. Por isso, é muito importante estar bem-informada e amparada pela equipe médica e multidisciplinar da clínica onde vai fazer o tratamento. Sentir-se segura e acolhida é fundamental nesse período, principalmente porque o aspecto emocional e o estado de espírito da paciente desempenham um papel importante na forma como ela vivenciará os sintomas. Manter uma atitude positiva e confiante ao passar por esse processo pode ajudar.

HORA DE COLETAR OS ÓVULOS

Depois da estimulação e dos exames, quando o momento da coleta dos óvulos estava chegando, Daniela recebeu uma última medicação, 36 horas antes do procedimento. Esse remédio pode ser tanto a Gonadotrofina Coriônica Humana (HCG) como o Choriomon® e o Ovidrel®, que induzem a maturação final dos óvulos, ou ainda o GnRH, como o Gonapeptyl®, que controla o momento certo da ovulação – ou ambos, dependendo do caso.

Na atualidade, o medicamento mais comum, usado em quase todos os casos, é o agonista da GnRH, pois ele ajuda a minimizar o mal-estar e o hiperestímulo ovariano após a fase final do tratamento. Esse agonista reduz significativamente o tempo em que a pessoa se sente inchada após a coleta dos óvulos. Enquanto com os outros medicamentos o período de inchaço costumava ser de 14 dias, com o agonista da GnRH esse tempo é reduzido para em torno de 7 dias. Após esse período, a mulher deve menstruar, o que ajuda a aliviar o inchaço e reduz o desconforto.

Oito horas antes da coleta, Daniela precisou fazer jejum absoluto, inclusive de água. Após a admissão na clínica e a assinatura de todos os documentos necessários, ela foi encaminhada ao centro cirúrgico, onde, após conversar novamente com seu médico, recebeu uma sedação na veia, administrada pelo médico anestesista da equipe. O procedimento de coleta dos óvulos demorou cerca de 20 a 30 minutos, durante os quais ela permaneceu sob anestesia e não sentiu dor ou desconforto.

Na coleta, os folículos foram aspirados por via transvaginal. Como explicamos anteriormente, cada folículo geralmente contém um óvulo. No entanto, somente após a coleta saberemos ao certo quantos óvulos obteremos congelamento e/ou fertilização. Isso acontece porque, em alguns casos, podemos ter folículos denominados "folículos vazios", ou seja, mesmo que a sua imagem apareça ao ultrassom, no interior deles não se formou um óvulo. Em outros casos, ainda que um óvulo tenha se formado, ele pode estar imaturo, alterado ou degenerado.

O médico de Daniela utilizou uma agulha especial conectada a um ultrassom transvaginal para coletar os óvulos diretamente dos ovários dela (procedimento cirúrgico minimamente invasivo). Após o término da coleta, da mesma forma como a indução da anestesia é rápida, o despertar também foi bastante breve e seguro. Daniela acordou da anestesia ainda na sala de coleta e foi encaminhada ao seu quarto para recuperação e desjejum.

Como em qualquer cirurgia, há riscos, como complicações anestésicas, desenvolvimento de trombose (formação de coágulos sanguíneos) e sangramento pós-punção, mas esses eventos são raros. De acordo com estudos, em média duas em cada cem mil pacientes apresentam complicações que exijam cirurgia para correção. A maioria das pacientes passa pelo procedimento de coleta de óvulos com segurança e tranquilidade.

E DEPOIS?

Após a coleta, os óvulos de Daniela foram encaminhados ao laboratório, onde foram avaliados. A escolha dos óvulos a serem congelados baseia-se em critérios de maturidade e características morfológicas, ou seja, aparência, forma e estrutura. Geralmente, os escolhidos são aqueles que atingiram um estágio específico de maturidade, chamado de "metáfase 2" (ou MII), e os que estão em um estágio intermediário, de "metáfase 1" (ou MI). Quando o óvulo está em um desses estágios, tem potencial para se desenvolver em embriões no futuro.

Em alguns casos, óvulos em estágios anteriores de desenvolvimento, conhecidos como "vesícula germinativa", podem ser congelados. Os protocolos para amadurecê-los artificialmente ainda não são muito eficazes, mas em situações específicas pode ser melhor congelar essas vesículas do que não fazer nada.

Dependendo da situação, é aconselhável congelar um grande número de óvulos para aumentar as chances de sucesso. A quantidade recomendada varia de acordo com a idade da mulher: até os 34 anos, é aconselhável congelar de 11 a 15 óvulos; entre 35 e 38 anos, de 16 a 20 óvulos; a partir dos 38 anos, de 21 a 30 óvulos. Esse número pode ser maior, caso a paciente deseje aumentar sua taxa de sucesso futura.

Como nem sempre se consegue a quantidade recomendada de óvulos em MI ou MII em uma única coleta, frequentemente se sugere fazer novas coletas. Isso se deve ao fato de que muitas mulheres apresentam baixa reserva quando iniciam o congelamento, formando poucos óvulos por ciclo de indução. Além disso, durante o processo de descongelamento e fertilização, alguns óvulos podem degenerar simplesmente pela ação da natureza, reduzindo as chances de sucesso. No caso de Daniela, que estava perto da data limite para ter óvulos ainda saudáveis, era mais prudente congelar três ciclos. Além da quantidade de óvulos, a idade deles também é levada em consideração, ou seja, quanto mais velha for a mulher no momento do congelamento, maior deve ser o número de óvulos congelados, uma vez que a qualidade deles e as taxas de sucesso dependem invariavelmente do fator idade.

Ao acordar, Daniela logo recebeu as informações sobre a quantidade de óvulos coletados e a qualidade deles, assim como se estavam maduros. Na primeira coleta, foram obtidos catorze óvulos em boas condições para o congelamento; na segunda, dez; e na terceira, doze. O resultado foi um total de 26 óvulos congelados, uma escolha que mais tarde se revelou sábia – e pela qual ela seria imensamente grata.

Depois do procedimento, Daniela precisou descansar e permanecer deitada por algumas horas, então ficou na clínica até despertar completamente e depois repousou em casa. Em algumas clínicas, como é o caso da Clínica Mãe, é permitida a presença de um acompanhante, inclusive durante a coleta, se a paciente solicitar, então ela pôde passar esse período com Gustavo. Já no dia seguinte, voltou à sua rotina diária, com restrição apenas à prática de exercícios físicos intensos e a relações sexuais nos três dias seguintes. Em até duas semanas após a coleta, ela voltou a menstruar regularmente, e os hormônios do corpo retornaram ao seu estado normal.

POR FIM, O CONGELAMENTO

Depois de coletados e selecionados, os óvulos são armazenados e congelados em tanques de nitrogênio líquido a uma temperatura de cerca de − 196°C, para garantir sua preservação no longo prazo. As clínicas geralmente têm protocolos rigorosos para manter a segurança e a qualidade do armazenamento e permitem que as pacientes os utilizem quando quiserem, sem um prazo limite mínimo nem máximo.

Hoje as técnicas estão consideravelmente mais evoluídas, então é possível aproveitar cerca de 95% dos óvulos ao descongelar.[19] Em geral, a técnica de congelamento é a vitrificação. Resumindo, nessa técnica os óvulos ou embriões são imersos em nitrogênio líquido a – 196°C depois de um curto período de exposição a uma solução de volume muito reduzido e com altas concentrações dos chamados "crioprotetores", com o objetivo de evitar a formação de cristais de gelo dentro das células. Isso ocorre porque, na vitrificação, a submersão em nitrogênio líquido solidifica a célula tão depressa, que a água restante não tem tempo de formar cristais de gelo. Sem esses cristais, há uma redução significativa nos danos que o congelamento causa à célula. Na técnica usada anteriormente (congelamento lento), como a velocidade da diminuição de temperatura era lenta (0,3°C por minuto), formavam-se cristais de gelo, prejudicando muito a qualidade das células. Na vitrificação, essa diminuição é de 23°C por minuto, ou seja, setenta vezes mais rápido.

CAPÍTULO 5

Outras formas de preservação da fertilidade

Além do congelamento de óvulos, existem outras opções para quem quer engravidar num futuro ainda incerto, como o congelamento de embriões e o congelamento de tecido ovariano. A escolha da técnica mais indicada é feita com base nas necessidades e nas circunstâncias de cada mulher.

CONGELAMENTO DE EMBRIÕES: MAIOR PREVISIBILIDADE

O congelamento de embriões é uma técnica eficaz e altamente recomendada para preservar a fertilidade. Segundo um relatório do Sistema Nacional de Produção de Embriões, na última década, houve um crescimento de 225% de embriões congelados. No Brasil, há cerca de 150 mil. [20]

Essa técnica envolve a conservação de embriões obtidos a partir da fertilização dos óvulos com espermatozoides, que podem ser de um parceiro ou de um doador. A taxa de sucesso com embriões congelados costuma ser alta, especialmente quando a mulher é jovem e saudável.

Como os embriões já estão em um estágio avançado de desenvolvimento quando são congelados, a probabilidade de o procedimento resultar em uma gravidez bem-sucedida é maior do que no congelamento de óvulos não fecundados.

Pesquisas apontam que mais de 95% dos embriões sobrevivem após o descongelamento,[21] produzindo uma taxa de gravidez de 44% ou mais, dependendo da idade. Alguns estudos ainda sugerem que, em mulheres acima de 41 anos, as transferências de embriões congelados podem ter taxas de sucesso comparáveis ou até superiores à transferência de embriões frescos.[22]

IDADE	TRANSFERÊNCIA DE EMBRIÕES CONGELADOS			TRANSFERÊNCIA DE EMBRIÕES FRESCOS		
	TOTAL	NASCIDOS VIVOS	% NASCIDOS VIVOS	TOTAL	NASCIDOS VIVOS	% NASCIDOS VIVOS
<35	20.423	9.002	44,1%	33.750	15.992	47,4%
35-37	10.374	4.160	40,1%	15.941	6.269	39,3%
38-40	7.713	771	35,7%	13.456	3.822	28,4%
41-42	3.005	910	30,3%	6.588	1.066	16,2%
43-44	1.329	312	23,5%	3.086	252	8,2%
>44	732	104	14,2%	750	22	2,9%

TAXA DE GRAVIDEZ NA TRANSFERÊNCIA DE EMBRIÕES FRESCOS E NA TRANSFERÊNCIA DE EMBRIÕES CONGELADOS

Resultado reprodutivo	Transferência de embriões frescos, Grupo A (N=65)	Porcentagem	Transferência de embriões congelados, Grupo B (N=65)	Porcentagem	P-Value
Taxa de implantação positiva	35	53,8%	47	72,3%	0,02
Taxa de abortamento espontâneo	4	11,4%	2	4,2%	0,22
Taxa de gestão em curso	31	47,6%	45	69,23%	0,01

Uma consideração relevante a respeito dessa técnica é que, uma vez que o embrião é formado, o óvulo está permanentemente vinculado ao espermatozoide usado na fertilização. Isso significa que a autonomia nas decisões futuras é parcialmente reduzida, porque, para que o embrião seja transferido ao útero, o consentimento total do parceiro é obrigatório por lei, inclusive nos casos de término do relacionamento.

No caso de espermatozoides obtidos de banco de sêmen, esse embrião continua sendo exclusivamente da paciente. No entanto, em situações nas quais a mulher venha a iniciar um novo relacionamento e não deseje utilizar os embriões congelados, a gestação com seus próprios óvulos, muitas vezes devido a sua idade, pode já não ser mais possível. Dessa forma, na prática, mesmo que o congelamento de embriões seja considerado mais objetivo em termos de resultados clínicos, é crucial discutir essas variáveis com os envolvidos, logo o congelamento de óvulos é uma ferramenta que oferece maior liberdade e autonomia feminina nas decisões futuras. Porém, como tudo em medicina, "cada caso é um caso", e todas essas questões devem ser discutidas e ponderadas no momento oportuno.

TECIDO OVARIANO

A notícia de um câncer já é desafiadora o suficiente, mas, para uma mulher que sonha em ser mãe, essa batalha pode trazer um obstáculo adicional: a possibilidade de perder a fertilidade. Os tratamentos contra o câncer, como cirurgias, quimioterapia e radioterapia, em muitos casos são necessários para vencer esse mal. Ao mesmo tempo, esses procedimentos podem ter um impacto direto nos ovários, reduzindo a reserva ovariana e aumentando o risco de menopausa precoce. Dependendo do tipo de tratamento e da idade da paciente, estima-se que, em 40% a 50% dos casos, a fertilidade é afetada. Mulheres jovens têm mais chances de recuperá-la depois de superar a doença.[23]

Por isso, antes de iniciar o tratamento, algumas mulheres optam por coletar e congelar óvulos ou embriões. Contudo, mesmo com o desenvolvimento de novos protocolos para congelamento oncológico, nos quais a indução da ovulação pode ser iniciada de imediato, como vimos, é preciso começar um tratamento com 10 a 12 dias de antecedência para coletar óvulos maduros. Algumas mulheres não têm esse tempo. Assim, por terem contraindicação ao estímulo pela gravidade do quadro ou até mesmo por questões emocionais, optam por não fazer o processo, uma vez que deverão iniciar o tratamento contra o câncer antes desse período mínimo de antecedência (e fazer um estímulo ovariano durante uma quimioterapia pode ser ainda mais desafiador). Então, elas têm duas opções: o congelamento de óvulos imaturos (os quais tentamos amadurecer em laboratório) ou o congelamento de tecido ovariano.

Este último oferece uma alternativa interessante para preservar a fertilidade, especialmente em situações médicas complexas, e também pode ser indicado quando uma mulher muito jovem ou uma criança ainda não tem ciclo menstrual ou ovário com folículos. Como não é possível fazer o estímulo ovariano nesses casos, congelamos o tecido ovariano.

Nesse procedimento, parte do ovário (ou, em alguns casos, todo ele), é retirada por cirurgia e congelada. Depois, quando a mulher decide engravidar, o tecido ovariano pode ser implantado na região pélvica ou em outros sítios com vascularização adequada, para então recuperar sua função e começar a produzir óvulos. Isso nem sempre acontece com sucesso, e as taxas de gravidez com essa técnica são de cerca de 25%, podendo ser mais baixas.[24]

Tal método tem sido usado principalmente em crianças que precisam de tratamentos de quimioterapia ou radioterapia, mas não podem passar por estimulação ovariana. Também pode ser uma opção para mulheres com câncer ovariano grave. Como os resultados ainda são considerados experimentais e não garantem o sucesso, é um tratamento indicado em casos de extremo risco de infertilidade.

CAPÍTULO 6

"Só vou congelar os óvulos em último caso"

Rafaela sempre viveu uma vida itinerante, trabalhando e morando em vários países diferentes, e via a maternidade como algo que só deveria acontecer quando sentisse um desejo genuíno de ser mãe, não por obrigação social ou para evitar a solidão na velhice. Como ainda não sentia esse desejo, a maternidade estava fora dos seus planos.

Até que um dia sua irmã, que era ginecologista, perguntou: "Você tem certeza de que nunca vai querer ser mãe?" A palavra "nunca" pesou na sua mente, e a expressão "e se" começou a rondar seus pensamentos. E se, em algum momento no futuro, ela conhecesse alguém especial, por quem se apaixonasse, e sentisse o desejo de ser mãe? E se fosse tarde demais? Foi nesse momento que sua irmã sugeriu algo que ela nunca havia considerado: o congelamento de óvulos.

Rafaela achou a ideia interessante. Embora não tivesse um desejo urgente de ser mãe naquele momento, não conseguia ignorar a possibilidade de que essa vontade pudesse surgir dali a cinco, dez anos ou mais.

Assim, ela decidiu congelar seus óvulos como um tipo de garantia para o futuro – "um seguro de vida".

O congelamento de óvulos é um procedimento relativamente novo, que deixou de ser considerado experimental há menos de quinze anos.[25] Não há um tempo máximo no qual os óvulos podem ser mantidos congelados, mas, pela experiência clínica já avaliada com embriões vitrificados, o tempo de congelamento é bastante estendido e seguro.

Há casos de embriões congelados há mais de vinte anos que resultaram em nascimentos saudáveis. Homens também têm congelado esperma por duas décadas com uma boa taxa de sucesso.

ALGUMAS RESSALVAS IMPORTANTES

Embora a taxa de sucesso de um óvulo congelado há mais de vinte anos ainda seja um mistério, em teoria eles podem permanecer armazenados por tempo indeterminado. Mas há algumas coisas importantes que uma mulher precisa saber.

Primeiramente, é preciso estar ciente de quais são as chances de uma fertilização bem-sucedida (você encontra essas informações no Capítulo 4). Afinal, assim como um tratamento de FIV, congelar os óvulos por si só não garante uma gravidez.

Em segundo lugar, algumas mulheres que já estão prontas para serem mães congelam os óvulos apenas porque ainda esperam, no futuro, encontrar um parceiro ideal com quem desejem gerar um bebê. Contudo, na atualidade não é mais necessário um parceiro para ter um filho.

A maternidade independente está se tornando cada vez mais comum, com mulheres recorrendo a bancos de esperma mesmo sem ter um companheiro ou uma companheira com quem dividir os cuidados da criança. Isso não significa que ela tenha falhado de alguma forma, muito pelo contrário: é uma opção que empodera a mulher, permitindo-lhe tomar decisões sobre seu corpo e sua vida sem depender de mais ninguém. Não é – e não deve ser – motivo de constrangimentos nem de estigmatização.

A PAZ DE ESPÍRITO

Rafaela se diz privilegiada por ter uma irmã que a alertou sobre o assunto. Nas conversas com suas amigas, ela notava que a maioria delas tinha dúvidas superficiais, como "Será que congelar óvulos dói?" ou "Os hormônios usados no processo fazem mal?" Raramente alguém levantava questões mais profundas sobre como o congelamento de óvulos poderia impactar a vida como um todo.

No caso dela, guardar os óvulos proporcionou a tranquilidade de viver a vida sem a pressão de tomar decisões impulsivas. Ela não queria se tornar mãe por desespero, sem planejamento ou preparo psicológico adequado. Então, usou o congelamento como uma ferramenta para fazer escolhas informadas e conscientes, fosse para abraçar a maternidade ou não.

Nenhuma mulher tem a obrigação de usar os óvulos que congelou. Aliás, muitas optam pelo procedimento mesmo sem ter intenção de engravidar.

Uma equipe de pesquisadores da Universidade da Califórnia entrevistou mais de 200 mulheres que congelaram seus óvulos entre 2012 e 2016 para avaliar se elas estavam satisfeitas com a decisão. Eles constataram que 89% delas, independentemente de terem usado ou não os óvulos, não se arrependeram do procedimento. O congelamento deu a elas uma sensação de tranquilidade, e só esse sentimento já foi suficiente para enxergarem o benefício da decisão.[26]

O QUE ACONTECE SE EU NÃO USAR MEUS ÓVULOS?

Dez anos se passaram desde que Rafaela congelou os óvulos. Agora, aos 41 anos, o desejo de ser mãe ainda não bateu à sua porta.

Uma vez congelados, os óvulos são propriedade exclusiva da mulher, e o destino que eles terão depende inteiramente da sua decisão. Se desejar, ela pode assinar um termo permitindo que seus óvulos sejam utilizados para pesquisas científicas, doados para outras mulheres ou descartados.

Caso se arrependa ou mude de ideia após a assinatura do termo, ela tem a possibilidade de voltar atrás.

Para Rafaela, a fase da estimulação ovariana não foi apenas um desafio físico, mas também emocional. Os hormônios que inundaram seu corpo despertaram uma série de reflexões sobre a maternidade. Ela se sensibilizou profundamente com as mulheres que passam por essa jornada com o desejo latente de engravidar e não conseguem ter uma coleta de óvulos saudáveis, o que torna a busca pela gravidez uma luta de longos anos.

Por essa razão, Rafaela planeja manter seus óvulos congelados até os 45 anos. Depois disso, se de fato não quiser utilizá-los, sua intenção é doá-los a mulheres que realmente desejam ser mães.

CAPÍTULO 7

"Todo mundo engravida"

A vida de Daniela e Gustavo deu passos significativos. Eles se casaram e, logo em seguida, uma surpresa: conseguiram engravidar naturalmente. Isso trouxe imensa alegria ao casal, porém, após doze semanas de gravidez, ela sofreu uma perda gestacional.

Eles consideraram a possibilidade de que fatores genéticos pudessem ter contribuído com a perda. Se um embrião se forma a partir de um óvulo com alterações cromossômicas, há menos chance de se desenvolver normalmente, o que pode levar a um aborto espontâneo.

Daniela e Gustavo realizaram vários exames, incluindo o do feto, para investigar possíveis causas. Através de um exame morfológico, descobriram uma malformação, um problema que muitas vezes resulta em abortos espontâneos durante os primeiros meses de gestação.

Os médicos lhes asseguraram que se tratava de um evento raro, que ocorre em um a cada um milhão de casos, e incentivaram o casal a continuar tentando de forma natural, pois a saúde dos dois permanecia impecável. Daniela passou por um procedimento de curetagem uterina (procedimento cirúrgico no qual se retira o tecido embrionário e da placenta que pode ter ficado retido após a perda da gravidez) e, depois disso, os dois enfrentaram um longo período de luto.

As tentativas foram se tornando cada vez mais frustrantes, e as chances de sucesso iam diminuindo a cada mês. Daniela não se conformava com a situação, afinal, ela sempre se cuidou, nunca fumou e evitava o álcool. Porém, seus óvulos já não estavam nas melhores condições para conceber de forma natural.

O diagnóstico de infertilidade deve ser pesquisado quando um casal não consegue engravidar ou manter uma gravidez após um ano de relações sexuais regulares e desprotegidas. Além disso, é importante lembrar que, nos casos de mulheres com 35 anos ou mais, esse período de espera limita-se a seis meses de tentativa; após esse tempo, os especialistas já orientam a investigação. Estatísticas da Sociedade Brasileira de Reprodução Humana[27] mostram que aproximadamente 15% dos casais que mantêm relações regulares não conseguem engravidar no primeiro ano.

É importante compreender a diferença entre ser estéril e ser infértil. Ser estéril significa que uma pessoa não tem a possibilidade de engravidar de forma alguma. Isso pode ocorrer, por exemplo, quando ela não tem espermatozoides, óvulos, ovários ou testículos por razões como um histórico de câncer, condições congênitas ou alterações cromossômicas graves que impedem a produção de espermatozoides ou óvulos.

Em casos de esterilidade, a gravidez com os próprios óvulos ou espermatozoides é impossível.

Por outro lado, a infertilidade refere-se a uma situação em que uma pessoa não consegue engravidar de forma espontânea, mas ainda tem a possibilidade de conceber com os próprios sistemas reprodutivos, valendo-se do auxílio de tratamentos médicos. As causas da infertilidade podem ser primárias, quando o casal nunca conseguiu engravidar, ou secundárias, quando já tem filhos, mas não consegue mais engravidar; ou manter uma gestação até o final. Isso significa que mesmo quem já teve filhos está sujeito a ter problemas com a infertilidade.

ENGRAVIDAR: FÁCIL OU DIFÍCIL?

Embora muitas mulheres acreditem que, para engravidar, basta suspender o uso de contraceptivos, para a maioria dos casais saudáveis, é comum que isso só aconteça depois de alguns (ou vários) meses de tentativa, podendo facilmente passar de um ano. Em termos gerais, a fertilidade humana é limitada, com uma taxa máxima de cerca de 25% por mês, o que é muito menor do que a de outras espécies, como os coelhos, por exemplo, que têm uma taxa de fertilidade de mais de 90% por mês. Um dos motivos para essa diferença está no fato de que, durante a ovulação humana, apenas um óvulo é selecionado para ser fecundado a cada mês.

Outro detalhe importante, que muitos desconhecem, é que, para conseguir engravidar, é necessário que a mulher esteja no período fértil, o qual dura apenas alguns dias por mês. Explicaremos isso melhor explorando cada fase de um ciclo menstrual. Para facilitar nossa explicação, adotaremos como exemplo um ciclo menstrual de 28 dias (vale notar que a duração de um ciclo pode variar muito de mulher para mulher).

No primeiro dia da menstruação, a mulher elimina o revestimento do útero que se formou no ciclo anterior, chamado de "endométrio". No primeiros dias do ciclo menstrual, antes da ovulação, vários folículos ovarianos que já estavam preparados para serem recrutados do "banco de óvulos" naquele ciclo começam a se desenvolver nos ovários, passando a se chamar "folículos antrais". Cada folículo normalmente contém um óvulo imaturo (célula reprodutiva feminina).

Isso ocorre porque, nesse estágio, a hipófise, uma pequena glândula na base do cérebro, libera o hormônio Folículo Estimulante (FSH), que faz os folículos crescerem e estimula a produção de estrogênio pelos ovários. Após alguns dias, por volta da metade da primeira fase do ciclo, acontece um fenômeno chamado de "dominância folicular", ou seja, um dos óvulos cresce mais, enquanto os outros vão regredindo e não mais estarão aptos a ovular.

Aproximadamente 36 horas antes da ovulação, ocorre o aumento dos níveis de outro hormônio da hipófise, o LH, que desencadeará a ovulação.

Isso ocorre por volta do 14º dia em um ciclo de 28 dias, quando o óvulo maduro é liberado do ovário para fertilização.

Esse é o momento mais fértil do ciclo e, por esse motivo, muitas pessoas pensam que as chances de engravidar serão maiores se a relação sexual ocorrer durante a ovulação. No entanto, não é bem assim: na realidade, essas chances são maiores também quando a relação acontece nos dois dias que antecedem a ovulação. A razão disso está nos espermatozoides.

A fertilização geralmente ocorre nas trompas de falópio, onde essas células masculinas encontram o óvulo – eles podem sobreviver por lá durante alguns dias. Portanto, se houver espermatozoides presentes nos dias que antecedem a ovulação, eles podem esperar pelo óvulo a ser liberado.

Após a ovulação, segunda fase do ciclo ou fase pós-ovulatória, o folículo vazio de onde saiu o óvulo se transforma em uma estrutura temporária conhecida como "corpo lúteo". Essa estrutura tem a função de produzir hormônios, principalmente a progesterona, a qual começa a revestir o útero, formando o endométrio e preparando-o para uma possível implantação de um óvulo fecundado: o embrião.

Se não há fecundação, os níveis de progesterona diminuem, sinalizando o início da fase menstrual. A redução da progesterona faz com que o endométrio comece a descamar, levando à menstruação.

No total, ao longo de toda a vida reprodutiva de uma mulher, apenas cerca de quatrocentos óvulos são liberados pelo ovário durante o processo de ovulação. Por isso, as taxas de gravidez consideradas normais devem ser interpretadas de forma cumulativa, e um casal saudável pode tanto conseguir engravidar na primeira tentativa quanto demorar um ano. Mesmo em ciclos ovulatórios completamente regulares e sem fatores de risco, as chances máximas de uma gestação espontânea são em média de 25% por ciclo.

O INÍCIO DA FASE TENTANTE

Muitas mulheres pensam que tomar pílulas anticoncepcionais pode preservar os óvulos para o futuro, mas isso não é verdade. Assim como acontece em outros casos de interrupção da ovulação, como ao longo da gravidez e da amamentação, o corpo continua perdendo folículos durante o uso de anticoncepcionais ou de qualquer outro método contraceptivo.

À medida que a mulher envelhece, esse processo de perda folicular torna-se mais rápido, especialmente após os 35 anos. É um processo evolutivo e inevitável. Além disso, alguns fatores, como tabagismo, certos medicamentos, cirurgias e doenças crônicas ou autoimunes, podem acelerá-lo ainda mais.

É comum mulheres que fazem uso de pílula anticoncepcional questionarem quanto tempo demorarão para engravidar ao suspender o uso, mas esse tempo depende de diversos fatores. Para ter uma média, pode-se considerar que uma mulher com menos de trinta anos e boa qualidade de óvulos, depois de dois ou três meses sem tomar a pílula, tem uma chance de gravidez de cerca de 75%. Já para uma mulher acima de quarenta anos, esse número cai para menos de 20%.

É por isso que os médicos recomendam que mulheres na faixa etária de trinta anos tentem engravidar naturalmente durante um ano, porque ainda há aqueles 25% de chance de engravidar por mês, ou seja, as taxas são cumulativas. Por outro lado, se uma mulher tem mais de quarenta anos e fica o mesmo período sem tomar a pílula, suas chances de engravidar são muito menores (algo em torno de 2% ou menos).

Após um período de tentativas sem métodos contraceptivos e sem engravidar, os casais devem fazer exames para verificar a saúde reprodutiva de ambos. Se a mulher tem até 34 anos de idade, a busca por ajuda deve começar após um ano; com 35 anos ou mais, a investigação é recomendada após seis meses de tentativa. No caso de casais em que a mulher tem mais de quarenta anos, não é aconselhável esperar muito tempo para buscar ajuda. Inclusive, a Sociedade Americana de Medicina Reprodutiva (ASRM)[28] orienta que, nesses casos, os casais já procurem um especialista para aconselhamento antes mesmo das tentativas, otimizando o tempo e iniciando algum tratamento específico, caso necessário, o mais rápido possível.

Depois do aborto espontâneo, Daniela e Gustavo tentaram engravidar mais algumas vezes, mas todo mês era a mesma frustração.

Aos 37 anos, ela temia que seus óvulos já não fossem tão saudáveis quanto antes. Depois de considerar os riscos, a primeira ideia de Daniela foi usar os óvulos congelados para aumentar suas chances de sucesso. Assim, após mais um ano de tentativa, o casal decidiu retornar à clínica para realizar o tratamento.

CAPÍTULO 8

Diagnósticos

Antes de iniciar o tratamento, Daniela e Gustavo passaram por uma bateria de exames. A avaliação inicial da saúde reprodutiva do casal envolve uma avaliação clínica completa, que inclui entrevista sobre o histórico médico e exames laboratoriais, de imagem e físico.

Para as mulheres, resumidamente, entre esses exames estão perfil hormonal e metabólico, avaliação da reserva ovariana, ultrassom transvaginal e histerossalpingografia (exame que identifica permeabilidade e função das tubas uterinas), além de avaliação da cavidade uterina. Isso ajuda os profissionais de saúde a orientar o casal da melhor forma possível e solicitar, se necessário, exames complementares. Para a avaliação masculina, o exame inicial obrigatório é sempre o espermograma, sendo os demais individualizados para cada situação.

No caso de Daniela e Gustavo, os exames apontaram uma alteração no esperma de Gustavo e a existência de um cisto no ovário de

Daniela. Embora fosse um cisto razoavelmente grande, ele nunca havia sido identificado antes.

Há vários mitos e estigmas no mundo da reprodução, e talvez um dos mais enraizados seja a crença de que apenas a idade avançada causa infertilidade. Isso leva muitas mulheres a negligenciarem sua saúde reprodutiva por acharem que, só porque ainda são jovens, não precisam se cuidar. Essa ideia agrava ainda mais esse cenário crítico: de 51 milhões de mulheres em idade reprodutiva no Brasil, em média 4 a 7 milhões são inférteis. Na verdade, nem sempre essa informação é passada da forma correta por ginecologistas e médicos gerais na hora certa. A confusão se dá pelo fato de que "cuidar da saúde" nem sempre inclui a saúde reprodutiva, ou seja, às vezes uma mulher perfeitamente saudável em outros aspectos pode apresentar uma falência precoce do ovário e um risco de infertilidade e/ou menopausa precoce sem nenhum outro sintoma aparente.

Seja por falta de cuidado, de sintomas, de diagnóstico, de orientação médica ou de acesso ao sistema de saúde, muitos problemas não são identificados a tempo de serem tratados e transformam-se em grandes obstáculos mais tarde. Alguns deles não são nada raros, como é o caso da síndrome do ovário policístico (SOP), da endometriose, da falência ovariana prematura, dos miomas uterinos, entre outros.

Muitas mulheres passam anos sem saber que sofrem de algum problema no sistema reprodutivo, pensando que está tudo bem, até que decidem engravidar – e ficam surpresas quando a concepção não acontece na velocidade esperada/imaginada. Mesmo fazendo exames e consultas regulares com ginecologista, vários problemas passam despercebidos (muitas vezes, inclusive, porque estão mascarados pelo uso de outros medicamentos, como a pílula anticoncepcional).

HORMÔNIOS E A INFERTILIDADE

Desequilíbrios hormonais são responsáveis por muitos casos de infertilidade. Como vimos, os hormônios desempenham um papel crucial no sistema reprodutivo, tanto para as mulheres quanto para os homens. Sejam relacionados à hipófise, à tireoide, às glândulas suprarrenais ou a qualquer outra glândula endócrina do corpo, se eles não estão funcionando corretamente, o ciclo menstrual pode ficar bagunçado, prejudicando a ovulação.

CAUSAS DA INFERTILIDADE FEMININA

Uma causa possível de infertilidade feminina é a síndrome dos ovários policísticos, que afeta de 8% a 13%[29] das mulheres em idade fértil.[30] Sua característica mais marcante é a presença de pequenos cistos nos ovários, vistos ao ultrassom, que podem ser tanto normais, não tendo impacto algum sobre a fertilidade, quanto prejudiciais para o processo de ovulação espontânea, gerando desequilíbrios em outros hormônios e no metabolismo em geral.

Os denominados "cistos dos ovários policísticos" são os folículos ovarianos (óvulos) presentes em todas as mulheres. No entanto, em ciclos regulares, parte desses pequenos cistos são recrutados e crescem; em geral um deles é liberado em um ciclo natural, e os demais regridem e desaparecem. Resumidamente, no caso dos ovários policísticos, quando acompanhados da síndrome dos ovários policísticos, esses pequenos cistos não respondem de forma adequada ao comando hormonal, permanecendo em grande quantidade e não respondendo ao estímulo para a ovulação. Dessa forma, a mulher costuma apresentar ciclos sem ovulação espontânea (anovulação) e/ou bastante irregulares, com poucos períodos de ovulação (oligo-ovulação).

Os sintomas da SOP podem variar de acordo com o desequilíbrio hormonal e metabólico presente em cada paciente, além do seu estilo de vida. A SOP também pode causar ansiedade, depressão e uma imagem corporal negativa. Sintomas como infertilidade, obesidade e crescimento indesejado de pelos podem levar ao estigma social.

Alguns casos podem ser monitorados ao longo do tempo, enquanto outros exigem tratamentos médicos, que podem incluir, além das mudanças no estilo de vida, medicações para estimular a ovulação. Em casos mais graves de infertilidade, a mulher pode recorrer a técnicas de reprodução assistida de maior complexidade, como fertilização in vitro.

Outra doença bastante comum entre as mulheres é a endometriose. De acordo com o Ministério da Saúde, aproximadamente uma em cada dez brasileiras tem essa condição, observada em 50% a 80% das mulheres que sofrem de dor pélvica.[31]

A endometriose ocorre quando células do endométrio, o tecido que reveste o útero, crescem fora do órgão. Essas células fora do seu local de origem podem criar aderências em toda a região pélvica, acometer os ovários ou bloquear as trompas, atrapalhando a ovulação e fazendo com que o espermatozoide tenha dificuldade para alcançar o óvulo. Estima-se que entre 30% e 50% das mulheres com endometriose sejam inférteis.

Embora não sejam uma causa definitiva de infertilidade, os miomas uterinos – tumores benignos que crescem no útero – também podem afetar a concepção de várias maneiras, a depender do seu volume e da sua localização. Eles crescem perto das tubas uterinas, bloqueando a passagem do óvulo ou dos espermatozoides, o que dificulta a fertilização natural ou a chegada do embrião já fertilizado das tubas para a cavidade uterina, isto é, o processo de implantação. Os miomas volumosos, denominados "submucosos", também podem ocupar espaço no útero e reduzir a capacidade dele de abrigar um embrião em desenvolvimento, ou ainda aumentar o risco de perda gestacional.

Além disso, os miomas podem causar períodos menstruais mais intensos e prolongados, aumentando o risco de anemia e tornando o processo de concepção mais difícil. Por esse motivo, algumas mulheres com miomas podem apresentar uma resposta menos favorável a tratamentos de fertilidade, como a FIV.[32]

É importante lembrar que nem todas as mulheres com miomas terão problemas para engravidar. O impacto na fertilidade varia muito de uma pessoa para outra. Miomas podem ser encontrados em até metade das mulheres com idade entre trinta e cinquenta anos, mas muitas delas não têm sintomas e não precisam de tratamento, apenas acompanhamento médico.

ANTICONCEPCIONAL: ALIADO OU INIMIGO

Imagine uma mulher que confiou nas pílulas anticoncepcionais por vários anos. Durante um tempo, elas fizeram seu trabalho, regulando os ciclos, evitando a gravidez e amenizando os desconfortos das cólicas menstruais. Mas havia algo que ela não sabia: enquanto as pílulas pareciam ser suas aliadas – e eram, de fato, até aquele momento –, ela não enxergava as mudanças que aconteciam no seu corpo.

Embora não haja qualquer comprovação científica de que os métodos contraceptivos sejam capazes de causar infertilidade, quando uma mulher está prestes a entrar na menopausa ou já apresenta uma queda precoce significativa da reserva ovariana, a irregularidade menstrual é o primeiro sinal. Tal irregularidade não pode ser percebida se tem algo a mascarando.

Enquanto os ovários vão aos poucos entrando em falência, o ciclo aparentemente continua regular, devido à intervenção do hormônio do anticoncepcional. Além disso, muitos dos principais sintomas da perimenopausa também são amenizados com a pílula. É como se ela já estivesse fazendo a reposição hormonal recomendada por médicos a mulheres com mais de quarenta anos que sentem sintomas fortes da menopausa.

A regularidade do ciclo e a redução das cólicas menstruais resultantes do bloqueio hormonal da pílula também poderia esconder outro segredo: a endometriose, cujas cólicas ficam adormecidas pelo hormônio do anticoncepcional.

Muitas mulheres acima dos trinta anos tomam pílulas sem se atentarem para o fato de que seu corpo está em transição. Então, se de um lado experimentam um efeito positivo decorrente da manutenção regular do ciclo menstrual, de outro sofrem os efeitos das mudanças silenciosas no organismo. Então, quando enfim decidem parar de tomar pílulas para tentar engravidar naturalmente, muitas vezes se deparam com vários problemas que sequer imaginavam existir até então.

Entre diversos outros problemas, destaca-se o fato de que o uso prolongado de anticoncepcionais torna o revestimento do útero mais fino, o que é uma camuflagem perfeita na hora de fazer ultrassons. Esse órgão pode parecer mais uniforme e limpo nas imagens, dificultando a detecção de certas condições, como pólipos, miomas ou espessamentos anormais do endométrio. Além disso, as pílulas têm o poder de amenizar os sintomas causados por esses distúrbios, como cólicas e irregularidade menstrual.

Existem métodos contraceptivos não hormonais que podem ser mais adequados para mulheres acima dos trinta anos que desejam ter filhos em algum momento da vida, como o DIU de cobre, preservativos masculinos e femininos, diafragma, espermicida, capuz cervical e esponja contraceptiva. Além disso, métodos com baixos níveis hormonais e usados por vias não orais também são uma excelente opção, como o DIU com progesterona.

Vale lembrar que nem o anticoncepcional nem qualquer outro método contraceptivo preserva a quantidade ou a qualidade dos óvulos. Por isso, é preciso atentar-se ao envelhecimento dos óvulos e estar ciente de que, embora a interrupção da pílula permita que a fertilidade seja restaurada, o período de recuperação varia de pessoa para pessoa. Algumas mulheres podem engravidar rapidamente, enquanto outras podem levar mais tempo para se reajustar e recuperar a capacidade natural de ovular – que já não é tão alta em idades mais avançadas.

Essas são as principais causas de problemas de fertilidade em mulheres em idade reprodutiva, mas há ainda outros fatores, como pólipos uterinos, inflamações pélvicas, níveis elevados de prolactina e outros desequilíbrios hormonais, anomalias físicas nas trompas uterinas, problemas no sistema imunológico, obesidade, entre outros.

No caso de Daniela, apesar de não haver indícios de malignidade, o cisto poderia causar complicações durante a gravidez, aumentando o risco de uma cirurgia de urgência. Por essa razão, os médicos recomendaram uma laparoscopia, procedimento cirúrgico minimamente invasivo. Esse fato acabou adiando a fertilização – era mais um obstáculo a ser enfrentado antes da tão almejada maternidade.

CAPÍTULO 9

"A infertilidade é sempre um problema da mulher"

Felizmente, a cirurgia de Daniela para a retirada do cisto correu bem, e o casal finalmente deu início ao tratamento de fertilização in vitro. Na primeira tentativa, dos catorze óvulos descongelados, nove foram fecundados e cinco chegaram à fase de blastocisto (quinto ou sexto dia de desenvolvimento do embrião). Três embriões foram então submetidos a biópsia, procedimento no qual uma pequena amostra de células do embrião é analisada para avaliar a integridade e normalidade dos cromossomos, e apenas um foi considerado saudável.

Apesar da variação de caso a caso, estatisticamente um dos principais fatores relacionados às taxas de formação de blastocistos é a idade do óvulo. Dessa forma, para mulheres com 40 anos ou mais, a taxa é por volta de 20% ou menos, enquanto para as mulheres entre 35 a 40 anos é de 40%.

Assume-se que o fator que exerce maior influência sobre o desenvolvimento do blastocisto é a informação presente no DNA dos óvulos e espermatozoides que geraram esse embrião.

Daniela e Gustavo ficaram frustrados e sem entender o que sucedera: os óvulos eram relativamente jovens, e eles haviam feito tudo o que precisavam para minimizar possíveis obstáculos. As expectativas eram altas, o que gerou uma frustração grande.

No início, suspeitaram que a infertilidade poderia estar relacionada a Gustavo, por causa de uma alteração inicial que havia aparecido em um dos seus exames, a qual foi posteriormente tratada e adequada para o processo de fertilização.

Durante muito tempo, de forma errônea (e injusta), atribuía-se o insucesso de uma gravidez apenas a um problema na fertilidade da mulher. No entanto, hoje sabemos que homens e mulheres estão igualmente sujeitos a dificuldades com os respectivos sistemas reprodutivos. Dados mostram que 15%[33] dos casais em idade reprodutiva em todo o mundo enfrentam dificuldades para ter filhos, sendo que 35% dos casos devem-se à infertilidade masculina, 35% à infertilidade feminina e 20% à infertilidade de ambos.[34]

Por essa razão, quando o assunto é "saúde reprodutiva", homens e mulheres devem ter a mesma preocupação, fazendo visitas regulares aos seus médicos para avaliações periódicas. Frequentemente, casais procuram ajuda médica supondo que a idade avançada da mulher ou possíveis distúrbios no ovário sejam a principal causa de não conseguirem engravidar, mas acabam descobrindo que o motivo da infertilidade está também no parceiro.

Gustavo estava determinado a fazer tudo o que estivesse ao seu alcance para minimizar as preocupações, então o médico sugeriu exames adicionais, incluindo uma análise do DNA no esperma, a fim de garantir a saúde do embrião. A decisão dele de enfrentar os exames e, se necessário, a cirurgia, refletiu a importância da participação do companheiro nesse momento.

O ESPERMATOZOIDE TAMBÉM É IMPORTANTE

O óvulo e o espermatozoide são igualmente essenciais para o sucesso dessa jornada. Afinal, o primeiro até pode ser perfeito, mas isso não será suficiente se o segundo não cumprir seu papel de forma adequada.

A fecundação é uma verdadeira parceria, na qual o espermatozoide precisa estar no lugar certo, na hora certa e, acima de tudo, ser saudável. Isso significa que ele precisa ter morfologia normal (forma e estrutura), motilidade adequada (capacidade de se mover de maneira eficaz em direção ao óvulo), concentração suficientemente alta no sêmen e material genético (DNA) íntegro e não danificado.

Imagine que dois casais estão tentando engravidar. Um conta com uma grande quantidade de espermatozoides, uma concentração de cem milhões, sendo que 80% têm boa capacidade para se mover em direção ao óvulo. Já o outro dispõe de uma quantidade um pouco menor, doze milhões, sendo que apenas 5% conseguem se mover com eficácia. Isso significa que as chances de engravidar do primeiro casal são muito maiores, graças à grande quantidade e à eficiência dos espermatozoides.

Em resumo, de forma geral a fertilidade masculina depende da produção de espermatozoides, bem como da sua qualidade e função. Se houver uma falha em um desses três fatores, talvez a gravidez seja mais difícil.

CAUSAS DA INFERTILIDADE MASCULINA

Diferentemente do que muitos possam pensar, a infertilidade masculina não tem nada a ver com masculinidade ou performance sexual. Estima-se que ela seja responsável por cerca de 40% dos casos de infertilidade conjugal. Portanto, é indispensável a avaliação masculina em todos os casos de investigação.

A principal condição responsável pela infertilidade masculina é a varicocele, que afeta aproximadamente 15% dessa população. Trata-se de uma dilatação anormal das veias na região dos testículos, que causa varizes no sistema venoso testicular e resulta em eventuais danos aos espermatozoides. Ela acomete 40% dos homens com infertilidade primária e pode ser mais significativa em casos de infertilidade secundária, nos quais os casais que já tiveram filhos e, nas

nas tentativas seguintes, podem enfrentar dificuldades para conceber novamente devido à perda da qualidade do sêmen. Nesses casos, essa condição pode ser diagnosticada em até 80% dos homens. Isso ocorre porque a varicocele é uma afecção que pode ser progressiva e, com o envelhecimento do homem, tende a piorar o grau de insuficiência nas varizes já acometidas, ou ocorrer como um evento novo evolutivo da idade.

O que torna essa condição ainda mais desafiadora é o fato de que, na maioria dos casos, a varicocele costuma ser silenciosa, sem sintomas evidentes. Quando há sintomas, geralmente são uma sensação de peso, calor ou dor na região dos testículos, além de desconforto. Contudo, muitos homens podem estar vivendo com varicocele sem saber, até que decidem começar uma família e se deparam com a infertilidade.

A boa notícia é que, após o diagnóstico, eles podem apenas seguir em consultas clínicas de rotina com urologista, por não apresentarem sintomas ou alterações seminais relevantes. Além disso, para aqueles com dor ou alterações nos espermatozoides, há tratamentos disponíveis.

O método mais comum é a cirurgia, que envolve a ligadura e/ou retirada das veias doentes. O cateterismo e a embolização das veias também são uma opção terapêutica. No caso de Gustavo, os exames haviam identificado uma varicocele, mas os resultados seguintes mostraram que não havia indicação cirúrgica naquele momento.

Há ainda outras causas que podem levar à infertilidade masculina, como desequilíbrios na produção de testosterona, alterações no cariótipo (alterações genéticas), ejaculação retrógrada (o sêmen reflui para a bexiga, em vez de ser liberado pelo pênis durante o orgasmo), anejaculação (incapacidade de ejacular durante o ato sexual), azoospermia obstrutiva e secretora (obstrução dos dutos que transportam os espermatozoides e produção insuficiente destes), tumores malignos, anomalias anatômicas congênitas (problemas na anatomia dos órgãos reprodutivos masculinos, como genitais externos e testículos), traumatismos nos testículos, caxumba, doenças sexualmente transmissíveis (DSTs), entre outras. A infertilidade também pode ter fatores genéticos e idiopáticos, quando a causa não pode ser identificada pelos exames disponíveis.

Em resumo, a fertilidade masculina é tão importante quanto a feminina, de modo que é um erro deixar de lado ou postergar exames relacionados ao sistema reprodutivo do homem. Um diagnóstico completo de infertilidade conjugal só pode ser dado quando ambos, homem e mulher, são avaliados. Afinal, os dois desempenham papéis igualmente importantes na capacidade de conceber um filho.

CAPÍTULO 10

A infertilidade não é uma sentença de nunca ter filhos

Por vezes, Daniela se questionou se seu desejo de ser mãe era genuíno ou uma construção social. Enquanto ouvia histórias de mulheres que nunca conseguiram engravidar, ela se preparava para tristezas e frustrações que poderiam surgir, caso tivesse o mesmo destino. Estava disposta a encontrar outras fontes de alegria e novas prioridades, mas também determinada a esgotar todas as possibilidades antes.

Depois de três anos tentando, com um aborto e uma falha na primeira tentativa de fertilização, Daniela começou a ter seu psicológico abalado. O sentimento piorava ainda mais por ela estar cercada de histórias de sucesso de amigas e conhecidas que conseguiram engravidar rapidamente.

Muitos amigos, inclusive, já estavam planejando o segundo ou o terceiro filho, e ela não tinha conseguido sequer um. Apesar de ficar feliz por essas pessoas, ela se culpava e questionava o que haveria de errado com ela.

A infertilidade pode ser um grande desafio emocional, deixando muitos casais angustiados e frustrados, especialmente quando as causas são desconhecidas – o que acontece em cerca de 5% a 10%[35] dos casos. Mesmo em cenários mais complicados, às vezes é possível identificar genes alterados por meio de análises genéticas, mas em outros a causa permanece desconhecida. Por mais que médicos e especialistas tentem buscar explicações, algumas razões seguem sem respostas.

EM BUSCA DE UMA EXPLICAÇÃO

Quando um casal enfrenta dificuldades para conceber naturalmente, a primeira opção é sempre buscar a causa da infertilidade e tratá-la, visando a uma gravidez natural.

A avaliação da fertilidade, como dissemos, começa com um check-up completo em ambos os parceiros. Exames investigam se há alguma alteração nos hormônios que desempenham papéis fundamentais na regulação do ciclo menstrual e da ovulação. Além disso, sempre se avalia reserva ovariana da mulher, independentemente da idade, seja pela contagem de folículos antrais ao ultrassom, seja pela dosagem do hormônio antimülleriano (dosado no sangue para avaliar o número de óvulos em termos quantitativos).

Além da avaliação dos ovários, o ultrassom transvaginal examina inicialmente toda a anatomia do sistema reprodutor feminino, identificando possíveis problemas como miomas, malformações, endometriose e até mesmo o processo de ovulação. Caso o ultrassom não seja suficiente, o médico pode solicitar exames complementares, por exemplo, uma ressonância.

Um exame relativamente simples é a histerossalpingografia, a qual é quase obrigatória nos casos de infertilidade. Ela é responsável por avaliar a função e a permeabilidade das tubas uterinas e identificar possíveis infecções, assim como obstáculos que estejam impedindo o espermatozoide de se encontrar o óvulo ou barrando o transporte do embrião até o útero.

No caso dos homens, o principal exame é o espermograma, que avalia a qualidade do sêmen, incluindo contagem, motilidade e morfologia dos espermatozoides. Contudo, é importante ressaltar que esse teste não é definitivo, pois homens com problemas de fertilidade podem apresentar resultados normais. Ao mesmo tempo, ainda que se identifique uma possível causa para o sêmen alterado, nem sempre é fácil determinar se ela é a única responsável pela infertilidade – o que salienta a importância de um especialista e de uma avaliação global e individualizada.

EM BUSCA DE UMA SOLUÇÃO

Uma vez identificada a causa da infertilidade, o próximo passo é buscar o tratamento adequado. Essa investigação permite ao médico desenvolver o melhor plano para ajudar o casal ou paciente a realizar o sonho de ter um filho.

A prioridade sempre é tentar resolver a raiz do problema antes de recorrer a métodos avançados, como a fertilização in vitro, para que o casal possa engravidar da forma mais natural possível. Por exemplo, se uma mulher apresenta uma lesão passível de correção que pode estar dificultando a gravidez, como um pólipo ou mioma submucoso, ou se o homem sofre de uma varicocele significativa, em ambos os casos é possível considerar uma intervenção cirúrgica como opção.

Em situações de infertilidade mais simples, como a ausência de ovulação, que muitas vezes está relacionada à síndrome dos ovários policísticos, existem abordagens que aumentam as chances de gravidez por métodos naturais. Nesse caso, por exemplo, uma opção é a indução da ovulação, ou seja, a utilização de medicamentos menos complexos e de menor custo por via oral, os quais ajudam a mulher a regular o ciclo menstrual e ovular e/ou liberar mais óvulos em um único ciclo (vale lembrar que, de forma natural, ela liberaria apenas um).

Porém, é preciso ter em mente que essa abordagem também aumenta a probabilidade de gestação gemelar (gêmeos), de modo que a estratégia não é considerada ideal: a gravidez gemelar pode acarretar riscos à saúde da mulher, como parto prematuro, diabetes gestacional, hipertensão e outras complicações. Portanto, todas essas variáveis devem ser ponderadas antes de qualquer tratamento de indução da ovulação, por menos complexo que ele seja.

É fato que, em tratamentos de fertilização in vitro, buscamos desenvolver vários folículos, mas isso ocorre no laboratório, onde retiramos e manipulamos os óvulos. Quando falamos sobre a indução da ovulação para que o casal tente engravidar em casa ou via coito programado ou inseminação intrauterina, a abordagem ideal e mais segura é promover a ovulação de apenas um óvulo ou, no máximo, dois.

Cada casal é único, e a escolha do tratamento de fertilidade deve ser feita com base nas necessidades individuais. Antes de iniciar um tratamento mais profundo, existem outras duas técnicas, consideradas de baixa complexidade, que o médico pode recomendar ao casal: o coito programado e a inseminação intrauterina.

COITO PROGRAMADO

Também conhecido como relação sexual programada ou "namoro em casa", o coito programado é um tratamento que envolve o estímulo da produção de óvulos na mulher por meio de medicamentos para incentivar a concepção natural. É recomendado principalmente para casais em que a mulher tem tubas uterinas normais, mas enfrenta irregularidades na ovulação ou anovulação (ausência da ovulação), situações comuns, por exemplo, em casos de ovários policísticos. Também pode ser uma opção para casais com infertilidade sem causa aparente.

O estímulo da ovulação é realizado com medicamentos durante o ciclo menstrual, geralmente por via oral ou injeções subcutâneas. Esse tratamento dura cerca de 15 dias. Durante o processo, o crescimento dos óvulos e o momento da ovulação são monitorados por meio de ultrassonografias transvaginais; enquanto isso, o casal vai recebendo orientações sobre os melhores momentos para ter relações sexuais, o que aumenta as chances de uma gravidez natural e bem-sucedida.

Em todas as técnicas de reprodução humana que envolvem o uso de hormônios, a dosagem dos medicamentos é determinada individualmente após uma avaliação de cada paciente, a qual vai sendo monitorada por meio de ultrassonografias. É fundamental não tomar esses remédios por conta própria, pois muitas vezes podem não surtir o efeito adequado – a mulher pode não ovular ou ter uma ovulação em excesso. Neste último caso, ela pode gerar múltiplos bebês (trigêmeos, quadrigêmeos ou até mais), colocando a própria vida e a dos filhos em risco, ou ter um hiperestímulo ovariano, que é o grande crescimento do ovário e o acúmulo de líquido em diversos lugares do corpo, como na barriga e, em casos mais graves, até nos pulmões.

INSEMINAÇÃO INTRAUTERINA

A inseminação intrauterina (IIU), também conhecida por "inseminação artificial", é realizada quando a mulher tem função e permeabilidade das tubas preservadas e cavidade uterina normal, e o parceiro apresenta problemas leves nos espermatozoides, que podem ser corrigidos. Também pode ser indicada quando há problemas no colo uterino ou alterações leves no esperma; quando a causa da infertilidade é desconhecida; para casais homoafetivos que passarão pela doação de sêmen; ou para qualquer casal que tenha dificuldade para ter relações sexuais espontâneas.

Antes da inseminação propriamente dita, há um tratamento que envolve o estímulo da ovulação com medicamentos hormonais por cerca de 10 a 12 dias, acompanhado por ultrassonografias transvaginais seriadas. Cerca de 34 a 36 horas antes da inseminação, a mulher recebe uma medicação para reforçar a ovulação. Uma ou duas horas antes do procedimento, o sêmen é preparado/tratado para melhorar sua capacidade de fertilização.

A inseminação é simples e indolor: um pequeno cateter tratado é injetado na cavidade uterina. Após o processo, geralmente são prescritos alguns hormônios para dar suporte à implantação, e em torno de catorze dias depois, um teste de gravidez é feito para verificar se ela de fato vingou.

A INFERTILIDADE PODE SER TEMPORÁRIA

Ao enfrentar dificuldades para engravidar, é comum que muitas pessoas pensem de imediato no método denominado "útero de substituição", popularmente conhecido como "barriga de aluguel". Entretanto, na maioria das situações, a questão da fertilidade está na qualidade do óvulo ou do espermatozoide, e não no útero. Em geral, quando temos um óvulo de boa qualidade, a probabilidade de uma gravidez bem-sucedida é alta.

Em grande parte dos casos, a infertilidade é temporária e pode ser corrigida com sucesso. Isso significa que o casal pode deixar de ser considerado infértil e ter a chance de engravidar naturalmente.

Aliás, o simples fato de um casal ter conseguido engravidar uma vez é um indicativo positivo. Na medicina, um fator de risco para qualquer patologia é já ter tido uma doença. Se uma pessoa já teve um infarto, ela tem uma chance maior de ter outro. O mesmo se aplica à gestação: quando um casal já teve um filho biológico, as chances de uma nova gravidez bem-sucedida costumam ser maiores, em comparação com um casal da mesma idade que nunca engravidou.

Só quando as opções mais simples não conseguem resolver o problema é que são recomendadas as técnicas de alta complexidade, como a fertilização in vitro e a injeção intracitoplasmática de espermatozoides, da qual vamos falar mais adiante.

Assim, ser infértil não é necessariamente uma sentença eterna, mas uma etapa em uma jornada que pode levar a um final feliz, desde que haja tratamento e apoio adequados.

Apesar dos avanços impressionantes na área da reprodução assistida e nos tratamentos disponíveis, infelizmente não podemos oferecer uma garantia absoluta de que uma mulher ou um casal conseguirá realizar o sonho de ter um bebê. Porém, o diagnóstico e os tratamentos sem dúvida podem ajudar.

CAPÍTULO 11

Passo a passo da fertilização in vitro

Depois de uma tentativa fracassada de FIV, Daniela preferiu dedicar um tempo para cuidar da sua saúde mental. Ela encontrou apoio na terapia, na qual aprendeu que essa era uma experiência mais comum do que imaginava. Começou a procurar histórias parecidas com a sua para se sentir menos sozinha, mas compartilhava sua luta apenas com familiares e pessoas em quem confiava profundamente.

Ela descobriu que não há uma resposta exata e matemática para alcançar uma gravidez positiva. Cada mulher é única, e são muitas as variáveis. Algumas engravidam logo na primeira tentativa, outras tentam diversas vezes, seguindo caminhos diferentes em cada caso específico. Mas Daniela estava determinada a persistir e tentar de novo.

A FIV é uma técnica de reprodução assistida que já trouxe mais de 7 milhões de bebês ao mundo em 45 anos, de acordo com a Sociedade Europeia de Reprodução Humana e Embriologia (ESHRE).[36] Esse método, também conhecido como "bebê de proveta", envolve algumas etapas bem-definidas.

A primeira delas é a estimulação ovariana, procedimento idêntico àquele feito antes do congelamento de óvulos. Visto que Daniela ainda tinha óvulos congelados, ela não precisou passar por essa etapa novamente.

Como explicamos nos capítulos anteriores, a estimulação envolve o uso de hormônios para aumentar a ovulação. Esses hormônios são injetados de forma subcutânea, em geral na região do abdômen. A dosagem é cuidadosamente planejada pelo médico especialista em reprodução humana, e a mulher recebe essas injeções todos os dias ao longo de 10 a 12 dias. Isso ajuda a controlar o risco de hiperestimulação ovariana, além de possibilitar que se avalie uma eventual mudança nas doses hormonais.

Nos primeiros quatro a cinco dias de tratamento, é improvável que a paciente apresente sintomas fortes. No máximo, pode sentir um leve desconforto abdominal, retenção de líquidos, acne, uma mudança no funcionamento do intestino ou uma dor de cabeça leve. Geralmente, esses sintomas são de curta duração e melhoram após a suspensão dos medicamentos.

De todo modo, vale lembrar que os efeitos colaterais são muito individuais, variando de acordo com a sensibilidade de cada mulher ao estímulo hormonal. O que acontece frequentemente são algumas oscilações de humor, como ansiedade, irritabilidade e instabilidade emocional, que podem estar associadas tanto ao aumento dos níveis hormonais como ao momento e às emoções vividas pela mulher durante o processo.

Nos primeiros cinco dias, se desejar, a paciente pode fazer alguma atividade física leve. Porém, é aconselhável seguir uma dieta com baixo teor de sal para evitar inchaço e, caso surjam sintomas diferentes, é importante entrar em contato com a equipe responsável. De modo geral, os efeitos colaterais costumam ser muito baixos.

COLETA DOS GAMETAS

Após os quatro ou cinco primeiros dias de medicação, a paciente passa por novo ultrassom, a fim de identificar quantos folículos estão se desenvolvendo. Essa fase costuma durar cerca de nove a doze dias e, ao longo desse período, a paciente se encontra com o médico a cada dois dias, realizando aproximadamente quatro ultrassons. O objetivo é garantir que os folículos atinjam o tamanho adequado e a maturação necessária.

Quando a maioria dos folículos atingirem um tamanho entre 17 e 20 milímetros, a paciente recebe uma última medicação, como explicamos anteriormente: a HCG e/ou o agonista da GnRH. Dentro de 34 a 36 horas depois, os óvulos são coletados.

A coleta de óvulos para a FIV segue o mesmo procedimento daquele realizado para o congelamento de óvulos. Depois de aplicar a anestesia, os óvulos são aspirados por uma técnica minimamente invasiva guiada por ultrassom transvaginal e entregues ao embriologista, que vai avaliá-los e prepará-los para a fertilização.

No caso da FIV, também há a coleta de espermatozoides, que geralmente ocorre no mesmo dia e é feita através de masturbação, assim como no espermograma. Apenas em casos específicos, a embriologia pode exigir que essa coleta seja realizada através de uma técnica cirúrgica.

O próximo passo é a fertilização propriamente dita, ou seja, a união do óvulo e do eespermatozoide para formar embriões. Existem duas técnicas para isso: a FIV clássica ou convencional e a injeção intracitoplasmática de espermatozoides (ICSI).

FERTILIZAÇÃO DOS GAMETAS EM LABORATÓRIO

Na fertilização por ICSI, os embriologistas injetam um único espermatozoide previamente selecionado dentro de cada óvulo com o auxílio de um microscópio. Já na FIV clássica, óvulos e espermatozoides são colocados juntos em uma placa de Petri para que a fertilização ocorra naturalmente, ou seja, os óvulos ficam expostos a milhões de espermatozoides, e um deles consegue penetrar sozinho. A decisão de qual a melhor técnica dependerá, em geral, da qualidade dos espermatozoides, além da idade, qualidade e quantidade de óvulos disponíveis. Desta forma, também no momento da fertilização dos óvulos o procedimento deve ser individualizado.

Para essa etapa, Daniela descongelou 22 óvulos que estavam congelados no nitrogênio líquido. A seguir, o embriologista avaliou a qualidade desses óvulos, fertilizando com os espermatozoides de Gustavo todos os considerados aptos após o descongelamento.

Após a fertilização, os embriões se desenvolvem in vitro no laboratório por três a seis dias. Como já vimos, atualmente a maioria dos laboratórios aguardam cinco a seis dias de desenvolvimento, fase denominada "blastocisto". À medida que vai ocorrendo a divisão celular, alguns embriões vão se fragmentando, outros não conseguem se dividir corretamente ou até degeneram. Esse é um processo de seleção natural previsto, sendo a taxa de blastocisto esperada dependente de cada caso e sobretudo da idade e qualidade dos gametas (óvulos e espermatozoides). No caso de Daniela, sete embriões chegaram ao blastocisto.

É também na fase de blastocisto que a biópsia embrionária (estudo genético pré-implantacional) costuma ser realizada. Abordaremos essa técnica mais adiante. A realização ou não da biópsia dependerá de cada situação, variando conforme a escolha da paciente ou do casal e a indicação geneticistas, embriologistas e equipe médica.

Nesse processo de "seleção natural" do desenvolvimento embrionário, espera-se que cerca de 25% a 50% dos embriões fertilizados evoluam até a fase de blastocisto. Essas são taxas descritas na literatura e também vistas na prática médica como adequadas, variando de acordo com a idade e qualidade dos óvulos e espermatozoides. Em essência, o blastocisto consiste em um embrião que evoluiu adequadamente até o quinto ou sexto dia de desenvolvimento. Na fase de blastocisto, o embrião está mais apto a se fixar no útero materno.

Às vezes, é preciso alinhar as expectativas das pacientes em relação ao número de embriões. O processo de fertilização é como um funil: alguns embriões podem não ser tão saudáveis e, por razões naturais, não sobreviver. Entretanto, mesmo que o número seja menor do que o esperado, a qualidade deles é o que mais importa e o que definirá o sucesso de uma gestação.

CAPÍTULO 12

Como pode dar certo com tão poucos embriões?

Após um ciclo de FIV, os embriões de Daniela foram submetidos a uma biópsia embrionária, também chamada de "teste genético pré-implantacional (PGT)". Nesse procedimento, uma pequena porção de células do embrião que dará origem ao que denominamos "anexos embrionários", como a placenta, é retirada dos embriões que atingiram o estágio de blastocisto, geralmente entre cinco e seis dias de desenvolvimento embrionário, para que o material seja submetido a análise genética.

O objetivo da biópsia é identificar possíveis alterações genéticas nos embriões antes que seja feita a transferência para o útero. Desse modo, é possível reduzir o risco de doenças genéticas e alterações cromossômicas que podem comprometer a gestação e aumentar as taxas de abortos espontâneos. Com a biópsia embrionária, é possível também identificar e diagnosticar os embriões com alterações cromossômicas e/ou síndromes, como síndrome de Down, síndrome de Patau e síndrome de Edwards, entre outras.

A biópsia não é um procedimento de rotina, mas uma opção apresentada pelo médico (em algumas situações, pelo geneticista) em conversa com a paciente. Como dissemos, é indicada em situações específicas, não sendo necessária para todos os casos. O médico pode recomendá-la quando a mãe está em idade avançada ou se há histórico de filhos com problemas cromossômicos, presença de doenças genéticas na família, anomalias no cariótipo do casal, entre outros fatores. O objetivo é auxiliar médicos e embriologistas a selecionar os embriões mais saudáveis, para aumentar as chances de uma gravidez bem-sucedida.

Em casais e mulheres jovens, o risco de alterações cromossômicas costuma ser baixo. Nesses casos, temos um exemplo no qual a biópsia geralmente não é recomendada, mas ainda pode ser realizada, se desejada pela paciente.

Logo, por mais que algumas mulheres fiquem decepcionadas com um possível número baixo de embriões considerados saudáveis, a qualidade é o que mais importa para o sucesso de todas as etapas.

Felizmente, dos sete embriões que Daniela e Gustavo haviam conseguido, cinco chegaram à fase do blastocisto e foram considerados saudáveis – um número considerado ótimo e dentro da média.

NÚMERO DE BLASTOCISTOS	PORCENTAGEM DE EMBRIÕES EUPLOIDES				
	<35 anos	36-38 anos	39-40 anos	41-42 anos	> 42 anos
1-3	61%	51%	39%	22%	13%
4-6	60%	52%	38%	23%	17%
7-10	62%	51%	36%	21%	14%
>10	63%	55%	37%	25%	n/a

Taxa real de euploidia observada em blastocistos biopsiados de acordo com a idade da mulher (adaptado da aula: Overview on clinical state of ART – DR. Filippo Ubaldi – Genera – Rome, Italy). Ter muitos embriões aumenta as chances de sucesso na FIV e isso é ótimo, mas também pode tornar esse caminho muito longo, se não soubermos quais são euploides!

O MOMENTO CERTO DE TRANSFERIR O EMBRIÃO

Atualmente, na nossa prática clínica, realizamos, na imensa maioria das vezes, os ciclos de fertilização in vitro e transferência do embrião em duas etapas: uma para coleta dos óvulos, fertilização e congelamento embrionário, e outra para preparo do útero e transferência do embrião. Nos últimos anos, protocolos de preparo do endométrio (uterino), ciclos visando menores riscos de hiperestímulo ovariano, melhora dos resultados de congelamento (vitrificação) dos embriões e técnicas de biópsia embrionária fizeram com que os ciclos de transferência a fresco (no mesmo ciclo da coleta e fertilização) se tornassem cada vez mais raros.

Antigamente, os únicos protocolos disponíveis eram esses de transferência dos embriões no mesmo ciclo da coleta dos óvulos e fertilização, ou seja, transferência a fresco, sem congelamento. Hoje é comum em muitas clínicas de reprodução humana optarmos por congelar embriões, o que permite um estímulo ovariano mais seguro e com menos efeitos colaterais para a mulher, além da possibilidade de preparar o útero (endométrio) de forma mais focada, ou até fazer isso em um ciclo de ovulação espontânea. Isso dá à mulher tempo para se recuperar do estímulo antes de preparar o útero, aumentando assim a chance de uma implantação bem-sucedida e trazendo mais conforto para a paciente.

Como já discutido anteriormente, devido aos benefícios e à segurança do congelamento rápido, ou vitrificação, a perda de embriões durante o processo de descongelamento é rara, assim como a de óvulos.

A transferência pode ser programada para um momento oportuno, de acordo com a indicação clínica de cada caso e a programação pessoal da paciente.

O TÃO SONHADO POSITIVO

Havia chegado o momento tão aguardado por Daniela e Gustavo: a transferência do embrião para o útero. Nessa etapa, geralmente a quantidade de hormônios e o número de ultrassons é muito menor do que no ciclo de indução da ovulação para coleta de óvulos.

No caso de Daniela, não houve necessidade de injeções nem de muitos ultrassons. Naquela situação, o foco era verificar a camada interna do útero, o endométrio, avaliando espessura, aspecto e correlação com o ciclo de ovulação natural, para garantir que estivesse em condições ótimas, pronto para receber o embrião.

Na atualidade, quando a paciente apresenta ciclo de ovulação espontâneo, ou seja, ovula naturalmente, optamos por seguir esse ciclo natural até o pico ovulatório, iniciando o uso dos hormônios para auxiliar na implantação somente cinco dias antes da transferência. Esse protocolo visa a um ciclo mais natural e fisiológico para a paciente e uma implantação embrionária de menor custo, além de aproveitar a produção endógena dos hormônios vindos do corpo lúteo (cicatriz que atua como uma glândula endócrina temporária, formada no ovário após a ovulação) do ciclo ovulatório.

O procedimento de transferência embrionária normalmente é realizado com a paciente acordada e, no caso da Clínica Mãe e da grande maioria das clínicas, é permitida a presença do parceiro ou da parceira, ou então de alguém da família. Após a avaliação da cavidade uterina por ultrassom abdominal, o qual servirá como guia ao especialista até o local ideal, o embrião é transferido para o útero da paciente através de um cateter específico. Por geralmente ser indolor e bastante simples, é muito rara a necessidade de anestesia.

Depois do procedimento, a paciente permanecerá por cerca de 40 a 60 minutos em repouso e em seguida pode retornar para casa.

Dentro de aproximadamente dez dias, realizaremos o exame de gravidez no sangue.

De maneira geral, o Comitê de Prática da Sociedade Americana de Medicina Reprodutiva não recomenda o descanso na cama. Porém, isso fica a critério da paciente e do seu médico, de acordo com suas necessidades.

Após o resultado positivo, o primeiro fator que os médicos analisam – e cuja evolução posterior eles acompanham – é o BhCG quantitativo. Em gestações evolutivas, ou seja, que estão evoluindo normalmente, esse hormônio no sangue deve dobrar a cada 48 horas, demonstrando que o embrião está se implantando no lugar certo dentro do útero e se desenvolvendo da maneira correta.

O primeiro ultrassom mostra a localização do embrião no útero e a presença do saco gestacional. Só depois de algumas semanas podemos visualizar o embrião e os batimentos cardíacos.

CAPÍTULO 13

"Uma amiga fez FIV e funcionou de primeira"

Dessa vez a transferência do embrião ocorreu normalmente, e a implantação no útero de Daniela evoluiu bem. Foi uma fase emocionante e repleta de cuidados especiais – tudo para aumentar as chances de sucesso. Ela optou por ainda não compartilhar o resultado positivo com outras pessoas, com receio de que algo pudesse dar errado mais uma vez.

Ao mesmo tempo, ela e Gustavo celebravam cada passo dessa jornada difícil: comemoraram quando os embriões se mostraram saudáveis na biópsia; comemoraram quando o teste de gravidez deu positivo; comemoraram quando o nível do hormônio beta HCG saltou de mil para 5 mil, confirmando a evolução da gravidez; comemoraram quando realizaram o exame NIPT, um exame de sangue de pré-natal não invasivo para rastrear alterações cromossômicas do feto e detectar o sexo do bebê, com 10 semanas de gestação, o qual confirmou que não havia nenhuma anomalia cromossômica no feto (comprovando a eficácia da biópsia);

comemoraram quando fizeram o ultrassom morfológico na 12ª semana; e assim por diante.

O momento mais esperado para comemorar costuma ser após o primeiro trimestre de gravidez, especialmente depois do ultrassom morfológico, quando a gestação é considerada mais segura. A partir desse ponto, o processo segue da mesma forma (e com os mesmos cuidados) de uma gravidez natural, e a paciente fica mais confiante para compartilhar a notícia com a família e os amigos.

Porém, cada etapa desse processo é única, e a individualidade deve ser respeitada e vivida. Muitos não conseguem conter a ansiedade e a alegria e preferem contar mais cedo, dividir logo a notícia com aqueles que os cercam. O mais importante é seguir o que faz mais sentido para cada um.

Depois que a fertilização é bem-sucedida e o embrião é implantado no útero da mãe, a gestação segue como qualquer gravidez natural. As precauções são as mesmas, e a futura mãe pode prosseguir com os cuidados pré-natais da maneira usual.

Gustavo e Daniela haviam combinado que, na próxima vez que engravidassem, esperariam completar três meses de gestação para espalhar a notícia, evitando criar expectativas e protegendo a todos de possíveis frustrações. Ela sabia que, quando chegasse o momento certo, gostaria de compartilhar a notícia, mas com uma maior garantia de que tudo estivesse correndo bem. Ninguém sabia o quanto eles haviam lutado para chegar onde estavam e a alegria que o positivo significava.

ALINHANDO AS EXPECTATIVAS

A fase da coleta pode ser um processo emocionalmente difícil para algumas mulheres, já que nem sempre a quantidade de óvulos que elas veem nos ultrassons corresponde ao que será coletado. Isso acontece devido a um processo de seleção natural e ao fato de que os óvulos precisam estar maduros e seguir um padrão de qualidade para que sejam viáveis para congelamento ou fertilização.

Engravidar, seja da forma como for, é apenas uma primeira etapa de um longo caminho, e cada passo bem-sucedido é motivo de celebração. Assim como em gestações espontâneas, a FIV não alcança 100% de garantia de sucesso, pois cada mulher é única, e a gravidez pode ser influenciada por vários fatores.

Para começar, não são todos os embriões que vão conseguir atingir a fase do blastocisto, e mesmo quando conseguem, ainda precisam vencer o desafio de se implantar com sucesso no útero. Isso também acontece quando uma mulher em idade reprodutiva tenta conceber naturalmente: é normal que em gestações espontâneas alguns embriões não evoluam.

Veja no quadro a seguir a probabilidade de ter um bebê em casa após uma tentativa de FIV, de acordo com os dados da Sociedade Americana de Reprodução Assistida.[37]

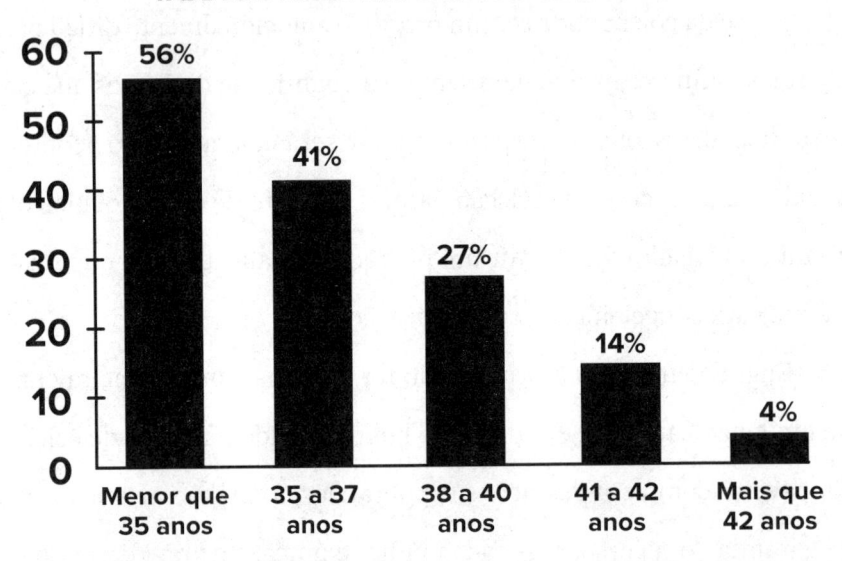

TAXA DE BEBÊ EM CASA APÓS UMA FIV

Faixa etária	Taxa
Menor que 35 anos	56%
35 a 37 anos	41%
38 a 40 anos	27%
41 a 42 anos	14%
Mais que 42 anos	4%

Taxa de bebê em casa após uma transferência embrionária em ciclo de FIV, por faixa etária.

Para mulheres com quarenta anos ou mais, conseguir formar um embrião saudável com os próprios óvulos pode ser difícil e demorado. É possível, claro, mas algumas pessoas subestimam o quão complexo esse processo pode ser. Pode não acontecer logo na primeira tentativa, ou mesmo sequer acontecer. Algumas mulheres passam por diversos tratamentos durante anos para conseguirem um embrião saudável.

A qualidade do óvulo é o principal fator para conseguir um bom embrião. E para isto, incentiva-se a preservação da fertilidade em idade adequada, isto é, o congelamento dos óvulos quando estes ainda possuem boa qualidade.

PLANEJAMENTO FAMILIAR NA FIV

Considerar o planejamento familiar no início de uma FIV é algo que as pessoas não fazem com frequência, mas é muito importante. Por exemplo, uma mulher entre 40 e 42 anos que está tentando engravidar pela primeira vez, mas cogita a possibilidade de ter mais filhos no futuro, deve com certeza planejar o congelamento de óvulos ou embriões como uma espécie de seguro. Veja o quadro a seguir.[38]

QUANTIDADE DE FILHOS	COM QUAL IDADE DEVO COMEÇAR A TENTAR ENGRAVIDAR	
01	Para engravidar naturalmente	32
01	Para engravidar por FIV	35
02	Para engravidar naturalmente	27
02	Para engravidar por FIV	31
03	Para engravidar naturalmente	23
03	Para engravidar por FIV	28

Algumas mulheres, após terem tido o primeiro filho por FIV, voltam às clínicas para tentar ter o segundo, sem que tenham optado por preservar a fertilidade do primeiro tratamento. Nesse cenário, caso tenham óvulos ou embriões congelados, será necessário iniciar um novo tratamento de indução da ovulação, e se a paciente já tiver 43 ou 44 anos, por exemplo, é muito mais difícil conceber com óvulos próprios. Portanto, o planejamento cuidadoso no início da jornada de fertilidade é essencial para maximizar as opções futuras.

Embora seja mais raro, é possível que uma mulher acima de quarenta anos engravide naturalmente. Se sua reserva ovariana ainda estiver preservada e o casal quiser tentar dessa forma, não há problema, mas eles devem estar cientes dos riscos e das probabilidades de sucesso (que também podem não ser tão altos no caso dela).

Porém, a Sociedade Americana de Reprodução Humana orienta os médicos a já considerarem a fertilização in vitro para mulheres acima dos quarenta anos. Nas tentativas de tratamento de baixa complexidade, aconselha-se no máximo de dois a três ciclos, pois o tempo é um fator crítico. Às vezes, esperar por esses três meses pode custar caro, tanto financeira quanto emocionalmente.

Muitas mulheres passam dos quarenta sem que tenham tido a oportunidade de congelar seus óvulos enquanto eram jovens, ou de tratar uma possível causa de infertilidade. Porém, é importante saber que isso não significa que não há mais nada a ser feito – a jornada não termina aí.

Se uma mulher tentou todas as opções disponíveis e não teve sucesso, ainda há uma alternativa: a doação de óvulos. Essa opção tem uma alta taxa de sucesso e praticamente garante que a mulher realizará o sonho de ser mãe.

CAPÍTULO 14

É impossível engravidar depois de certa idade?

Jéssica conheceu o atual companheiro, Rodrigo, aos 38 anos. Ela sempre sonhou em engravidar e ter filhos, mas nunca pensou em ser mãe solo, razão pela qual adiava seus planos. Ela desconhecia a opção de congelar óvulos, pois, naquela época, esse assunto raramente era discutido.

Foi só agora, aos quase quarenta anos, por meio de conversas com amigas, que essa ideia surgiu. Uma delas, médica, planejava congelar seus próprios óvulos, enquanto outra já havia passado por esse procedimento.

Ainda no período de namoro, Jéssica compartilhou com Rodrigo a ideia de congelar seus óvulos, considerando que, mesmo ainda não morando juntos, havia a perspectiva de que ele fosse o parceiro que a ajudaria a realizar esse sonho num futuro próximo. Ele apoiou a decisão. Em 2019, com quarenta anos recém-completados, ela deu início ao tratamento.

Dois anos se passaram e, nesse meio-tempo, Jéssica e Rodrigo se casaram. Em 2021, quando ela já tinha 42 anos, decidiu voltar à clínica e descongelar os óvulos para tentar a fertilização in vitro.

Durante o tratamento, Jéssica e Rodrigo até conseguiram um embrião, porém, ao passar pela biópsia, descobriu-se que ele não estava saudável e apto para ser implantado. Ela passou por quatro coletas de óvulos, e em todas elas conseguiu apenas um embrião saudável. Ao fazer a transferência para o útero, a implantação não teve sucesso, apesar de todos os cuidados médicos.

Nesse período, Jéssica conseguiu engravidar duas vezes de forma natural, devido aos tratamentos hormonais, que acabaram estimulando sua ovulação. Porém, as gestações não evoluíram como o esperado, causando ainda mais angústia.

Já exausta, ela percebeu que a tentativa com seus próprios óvulos estava se tornando cada vez mais difícil. Foi nesse momento que a médica sugeriu a ovodoação, o que aumentaria significativamente as chances de gravidez.

OVODOAÇÃO: CRIANDO POSSIBILIDADES

A doação de óvulos é um procedimento da medicina reprodutiva no qual uma mulher doa seus óvulos saudáveis para outra que não pode produzir óvulos de qualidade ou que já está na menopausa. Além da idade, indicações para a ovodoação incluem algumas doenças genéticas, menopausa precoce, alterações graves no cariótipo da mãe, falência ovariana prematura resultante, por exemplo, de cirurgias extensas para endometriose, pós-operatórios e/ou tratamentos como a quimioterapia, que podem afetar os ovários, entre outras condições.

Em situações como essas, nas quais é difícil obter óvulos e, consequentemente, embriões de boa qualidade, a doação de gametas femininos pode se tornar uma solução.

Os óvulos da doadora são fertilizados in vitro em laboratório com os espermatozoides do parceiro ou de banco de sêmen. Em seguida, os embriões gerados são transferidos para o útero da mãe (receptora), permitindo que ela tenha maiores chances de uma gravidez bem-sucedida.

Além da doação de óvulos, existem outras formas de reprodução assistida, como doação de sêmen e de embriões, as quais vamos abordar mais para a frente. Esses métodos, que contam com material genético de terceiros, permitem que grande parte das famílias tenham a oportunidade de engravidar e ter um bebê saudável.

REGRAS PARA DOAR

No Brasil, a ovodoação é regulamentada por várias normas e resoluções do Conselho Federal de Medicina.[39] Atualmente, existem duas formas de realizar a ovodoação no país.

A primeira delas é a ovodoação compartilhada anônima. Nesse caso, uma mulher pode congelar seus óvulos, usar uma parte para si mesma e doar o restante para outra mulher. É importante ressaltar que ambas permanecem anônimas uma para a outra, isto é, não se conhecem. A clínica é responsável por gerenciar todo o processo, desde a seleção da doadora até a eliminação de fatores de risco.

A segunda forma de ovodoação, que não é anônima, envolve parentes de até quarto grau do casal ou da receptora dos óvulos doados, desde que não haja consanguinidade. Por exemplo, não há problema se a doadora for irmã da receptora, já que os óvulos dela serão fertilizados com os espermatozoides do marido.

A doação deve ser feita de forma totalmente voluntária: no Brasil, esse processo não envolve pagamento ou lucro para a doadora. A única maneira pela qual ela pode receber algum benefício é através da doação compartilhada, pois, nesse caso, parte das despesas do tratamento para a coleta dos óvulos é coberta pela pessoa que vai recebê-los.

Todas as doadoras passam por um check-up médico e recebem assistência ginecológica, bem como apoio no planejamento familiar, e podem ter seus óvulos congelados para uso próprio. Além disso, outro benefício é a satisfação que ela terá ao contribuir para que outra pessoa realize o sonho de ter um filho tão desejado.

A DOADORA IDEAL

A doadora deve ter no máximo 37 anos de idade e não apresentar doenças genéticas, graves ou infecciosas. A Resolução nº 2.320 do Conselho Federal de Medicina (CFM), de 20 de setembro de 2022, estabelece que qualquer mulher dentro dessa faixa etária pode ser doadora, desde que não tenha problemas reprodutivos diagnosticados.

Seguindo as normas da Anvisa, a doadora precisa passar por exames sorológicos, como HIV 1 e 2, HTLV I e II, hepatite B e C, sífilis VDRL + Ftabs para sífilis e zika vírus, bem como exames para detectar infecções sexualmente transmissíveis (ISTs). Atualmente, as normas exigem que esses exames sejam refeitos a cada três meses. Por exemplo, se uma doadora os fez há quatro meses, congelou os óvulos, mas vai precisar realizar o procedimento novamente, ela precisa repeti-los.

Além disso, é exigido o cariótipo, um exame que avalia a estrutura dos cromossomos da doadora. Ele vai garantir que a genética da mulher não apresente riscos adicionais ao óvulo e, consequentemente, ao futuro bebê. Esse exame é único, uma vez que, se for normal, não mudará ao longo do tempo.

Embora a lei brasileira determine o anonimato, a paciente pode ter acesso a algumas informações da doadora, como cor dos olhos e da pele, tipo de cabelo, altura e peso. Ela também pode solicitar detalhes sobre personalidade e histórico familiar de saúde.

O casal recebe vários perfis de candidatas do banco de óvulos da clínica e seleciona aquela que é mais compatível com a mulher em termos de características físicas e tipo sanguíneo.

TAXAS DE SUCESSO

Feita a escolha, a doadora inicia a indução da ovulação para coleta a fresco ou descongelamento dos óvulos provenientes do banco. Em seguida, eles são fertilizados com espermatozoides do parceiro da receptora (em alguns casos, pode ser também de um doador), formando embriões.

Para a transferência ao útero, se a paciente ainda ovula naturalmente, o endométrio em geral é preparado com o ciclo de ovulação espontâneo; caso contrário, para mulheres já na menopausa, por exemplo, a receptora recebe medicações cerca de cinco dias antes da transferência. O preparo do útero até o dia da transferência embrionária é realizado em média no intervalo de dezessete a vinte dias. Dez dias após a transferência, um exame de sangue confirma se ocorreu a implantação e, portanto, a gravidez.

É importante pontuar que o óvulo da doadora não será rejeitado no corpo da receptora, como costuma ocorrer com a doação de órgãos. Na realidade, o sucesso do procedimento depende de dois fatores: a qualidade do embrião e a saúde do útero da mulher que receberá esses óvulos.

A doação tem uma taxa de sucesso de gravidez alta, que varia entre 55% e 80% por tentativa, afinal, as doadoras são somente mulheres em idade reprodutiva. As taxas de aborto espontâneo são relativamente baixas, em torno de 10% a 15%, em comparação com quase 40% em mulheres a partir dos 42 anos que engravidam naturalmente. Com embriões saudáveis e um útero em boas condições, a gravidez pode ocorrer sem problemas graves.

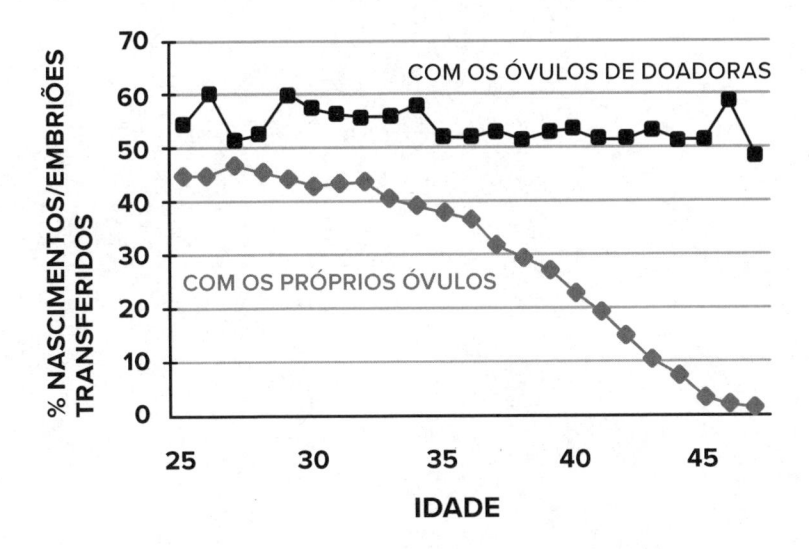

Do ponto de vista legal, a mãe da criança concebida por meio de doação de óvulos é aquela que a carrega no próprio ventre, ou seja, a gestante. A doadora dos gametas (ou óvulos) não tem nenhum vínculo ou direito sobre o bebê. Para os casais preocupados com a confidencialidade, o CFM proíbe as clínicas de divulgarem informações sobre os procedimentos dos pacientes.

CAPÍTULO 15

"E se o bebê não for parecido comigo?"

Doar óvulos vai além de um procedimento médico: é um ato de generosidade que abre portas para a realização de sonhos. A ovodoação representa a possibilidade de uma jornada materna repleta de alegrias e significado.

De fato as taxas de sucesso com a doação de óvulos ainda não chegam a 100%, mas hoje, em um bom laboratório, ficam em torno de 55% a 80% por transferência.[40]

No caso de Jéssica, a decisão de recorrer à ovodoação não tardou. Para ela, qualquer alternativa oferecida pela medicina era uma oportunidade que valia a pena abraçar. Seu maior desejo era engravidar (gestar uma criança), ser mãe e construir uma família, e ela estava disposta a seguir qualquer caminho que a levasse até lá.

Porém, a maioria das mulheres que escolhe a doação de gametas já passou por vários tratamentos e/ou por outras clínicas, e costuma levar algum tempo para assimilar e aceitar a ideia. "E se o bebê não for parecido comigo?", "E se eu não for capaz de criar um vínculo forte com ele?", "E se, mais tarde, meu filho descobrir que não compartilha meu material genético?" Esses são alguns dos questionamentos que muitas mulheres fazem ao considerar a ovodoação.

A decisão raramente é imediata. Algumas retornam à clínica anos mais tarde, depois de terem trabalhado bem o psicológico e enfim se sentirem confortáveis e seguras com o procedimento.

O receio é compreensível, considerando que, mesmo nos dias de hoje, questões relacionadas à ovodoação ainda são tabus, já que ainda se associa muito a maternidade ao compartilhamento de material genético. A construção da identidade como mãe pode parecer complexa quando os óvulos vêm de uma doadora.

Reconhecer esses receios como válidos é o primeiro passo para superá-los. A abertura para discussões e a disseminação de informações precisas e histórias positivas de mulheres que escolheram a doação de óvulos são cruciais para que tenhamos uma visão mais aberta e respeitosa das diferentes jornadas para a maternidade.

O QUE A CIÊNCIA DIZ

Os anos de experiência clínica e estudos científicos comprovam que a receptora é a verdadeira mãe do bebê, e não apenas porque é ela quem cria a criança – o que já seria motivo suficiente –, mas também porque o útero é o primeiro ambiente que o embrião experimenta. Mesmo que o óvulo seja originalmente proveniente de uma doadora, a mãe receptora é responsável por criar esse espaço que terá muita influência no bebê, fornecendo nutrientes, oxigênio e estímulos externos. Durante a gestação, esse ambiente pode ou não ativar certos genes, influenciando muitas das características que a criança terá ao nascer.

Esse processo é conhecido como "epigenética", que é a influência do ambiente sobre o ser humano. Um exemplo simples é o risco de desenvolver câncer de pulmão. Se alguém sem predisposição genética para a doença começa a fumar, o ambiente externo (o fumo) pode desencadear o câncer. Da mesma forma, a exposição constante ao monóxido de carbono no trabalho ou ao ar livre pode levar a doenças respiratórias.

A atuação do ambiente externo é significativa sobre todos os indivíduos, especialmente nos primeiros anos de vida. Desse modo, a interação genética e epigenética entre o embrião e o ambiente materno pode influenciar a expressão gênica e, por consequência, características físicas e comportamentais.

Cuidados pré-natais, dieta, estilo de vida e outros fatores relacionados ao ambiente da mãe gestante afetam o desenvolvimento do feto. Logo, mesmo que a criança não carregue o DNA da receptora, todo o seu desenvolvimento, desde a gestação até o afeto construído ao longo da vida, será influenciado por essa experiência.

Por isso, não se preocupe se seu filho será parecido com você ou não – até porque, muitas vezes, irmãos da mesma família e até gêmeos nascem naturalmente diferentes. Cada pessoa é única, e a semelhança física não é o único jeito de criar laços com seu filho.

UMA CONEXÃO EMOCIONAL VERDADEIRA

A conexão emocional que se forma na vida uterina é verdadeira e intensa. Gestar vai além da troca de nutrientes e hormônios – envolve majoritariamente emoções.

Estamos falando de uma intensidade tal, que mesmo em caso de gravidez decorrente de ovodoação, exames como o de sexagem são realizados com base no sangue da própria gestante. Destaca-se assim a ligação íntima verdadeira que existe entre mãe e filho e, inclusive, a presença dos cromossomos do feto na circulação materna antes dos três meses de gravidez.

Além disso, é importante reforçar que família não é somente a pessoa que carrega o bebê e dá à luz. É quem ama, cria, guia seu desenvolvimento e proporciona uma vida feliz.

A maternidade é muito mais do que apenas a contribuição biológica, é uma jornada de amor, cuidado e conexão profunda que transcende qualquer barreira genética. Quando uma mulher se torna mãe, a importância do seu óvulo tende a se tornar secundária, dando lugar ao amor incondicional que ela sente pelo seu filho, independentemente das conexões genéticas.

Sem dúvida, a última coisa na qual uma mãe pensa quando nasce um filho é nos seus óvulos.

CAPÍTULO 16

"Velha demais para ser mãe"

Em um mundo onde a maternidade tardia é cada vez mais comum, casos de doação de óvulos estão se tornando rotineiros nas clínicas de reprodução humana. De acordo com o IBGE, em dez anos, a quantidade de mães com idade entre 40 e 44 anos aumentou 57%; entre 45 e 49 anos, 27,2%; com mais 50 anos, 55%.[41]

Porém, o estigma associado a ser mãe em idade avançada é uma preocupação que muitas mulheres enfrentam. As pessoas costumam fazer comentários desagradáveis sobre sua aparência, dizendo que "mais parecem avós do que mães", ou julgam de maneira superficial que não terão energia suficiente para cuidar de um filho, nem poderão estar presentes na vida dele por um período longo.

Além de essas afirmações nem sempre condizerem com a realidade, mães mais velhas têm suas próprias vantagens. Em primeiro lugar, muitas mulheres nessa faixa etária têm mais experiência de vida, o que as torna emocionalmente maduras. A idade traz a capacidade de tomar decisões mais ponderadas sobre a maternidade, baseadas nas suas próprias necessidades e nos seus desejos, sem a tendência de ceder a pressões da sociedade. Além disso, normalmente as condições financeiras e sociais já estão mais equilibradas nessa faixa etária, tornando-se também um benefício para a família.

Em um estudo do *International Journal of Epidemiology*,[42] cientistas descobriram que as mães que tiveram filhos mais tarde obedeceram mais às práticas de saúde durante a gestação. Além disso, por terem adiado a maternidade para se dedicar à carreira profissional, elas tinham um nível socioeconômico mais estável e almejavam que seus filhos tivessem as mesmas oportunidades profissionais, econômicas, culturais e sociais, o que contribuía significativamente para a formação das crianças.

Fica ainda melhor: de acordo com uma pesquisa da Universidade de Aarhus, mães mais velhas tendem a educar os filhos com menos agressividade e imposições.[43]

Para completar, graças aos avanços da medicina, desfrutamos de uma vida mais longa. Como já discutido, embora a longevidade reprodutiva dependa da idade dos óvulos, sabemos que, em termos gerais, a medicina evolui rapidamente, oferecendo recursos crescentes para melhorar a expectativa e a qualidade de vida de homens e mulheres.

GRAVIDEZ AOS CINQUENTA ANOS

A qualidade dos óvulos em geral não está diretamente relacionada à saúde do útero da mulher. Como costumamos destacar nas consultas, mesmo que os ovários entrem na menopausa, o útero e o restante do organismo ainda podem receber embriões, desde que tenham o tratamento hormonal adequado e de que a mulher não apresente nenhum fator de risco significativo que contraindique uma gestação.

Isso significa que, embora haja um limite de idade para engravidar naturalmente, quando falamos sobre óvulos congelados ou doados, é possível que a mulher consiga engravidar mesmo após os cinquenta anos – inclusive se estiver na menopausa.

Para isso, precisamos estar atentos às condições gerais de saúde de cada paciente. No caso de mulheres próximas ou acima dessa idade, indica-se uma avaliação mais criteriosa e multidisciplinar de um médico clínico geral e/ou cardiologista, por exemplo. Durante o acompanhamento pré-natal e puerperal, muitas vezes os cuidados envolvem outras especialidades médicas.

É importante aqui destacar que, desde a Resolução n° 2.121, de 24 de setembro de 2015,[44] aprovada pelo CFM, as mulheres com mais de cinquenta anos que queiram engravidar usando as técnicas de reprodução assistida não mais precisarão do aval do Conselho, contanto que, junto com seu médico, assumam os riscos de uma gravidez tardia. Dessa forma, apesar de não existir uma contraindicação absoluta, o CFM recomenda que a fertilização in vitro não seja realizada em pacientes com mais de cinquenta anos, para evitar riscos na gravidez.

Na nossa prática clínica, consideramos a avaliação individualizada, consciente e multidisciplinar dessas pacientes como uma condição fundamental. Estando em boas condições de saúde e assistida pela equipe médica, a mulher pode ter uma gestação completamente saudável.

GESTAÇÃO GEMELAR

Como já dissemos aqui, a gravidez de gêmeos é considerada de risco, de modo que, quando falamos em gestação em idade avançada, é de extrema importância evitar esse cenário.

O CFM dispõe de diretrizes específicas para a quantidade de embriões que podem ser transferidos para o útero, com base na idade da mulher e nas características cromossômicas do embrião:[45] a) mulheres com até 37 anos: no máximo dois embriões; b) mulheres com mais de 37 anos: no máximo três embriões; c) em caso de embriões euploides ao diagnóstico genético: até dois embriões, independentemente da idade. Nas situações de doação de oócitos, considera-se a idade da doadora no momento da sua coleta.

Atualmente, nas melhores práticas da medicina reprodutiva do mundo, o objetivo final é selecionar o melhor embrião e transferir apenas um em qualquer idade, sobretudo em mulheres com mais de cinquenta anos. Optar por uma gestação de apenas um bebê é uma boa prática médica que diminui complicações tanto para a criança quanto para a mãe.

De acordo com a literatura, mais da metade dos partos de gêmeos e quase todos os partos de gestações com três ou mais bebês são prematuros.[46] Uma gravidez de gêmeos tem morbidade significativamente maior que a de gestações únicas, com maior risco de hipertensão e diabetes gestacional, prematuridade, entre outras complicações, em especial para mulheres de idade avançada.[47]

De acordo com a OMS, a prematuridade é a principal causa de morte em crianças com menos de cinco anos.[48] Bebês que nascem antes de completar 37 semanas de gestação têm maiores chances de enfrentar complicações durante o período de UTI neonatal e problemas futuros, muitas vezes permanentes, como deficiências neurológicas, visuais, auditivas e motoras.

Portanto, dependendo do caso, é preferível diminuir as chances de implantação do embrião a correr o risco de uma gravidez gemelar. Tal decisão contribui para que o bebê tenha um desenvolvimento saudável durante os nove meses completos de gravidez e evita problemas graves para a mãe e para o filho.

Como buscamos reforçar ao longo deste livro, a decisão sobre tornar-se mãe é pessoal e depende de circunstâncias individuais. Não há uma idade certa, e tanto a maternidade mais jovem quanto a mais tardia têm vantagens e desafios. Independentemente das escolhas, hoje mulheres ou casais podem contar com o apoio da tecnologia e da medicina reprodutiva em qualquer fase da vida, seja para prevenir uma gravidez, seja para realizar o desejo de engravidar e ter um bebê em casa.

CAPÍTULO 17

"Casais homoafetivos não podem ter filhos biológicos"

Mesmo antes de descobrir sua orientação sexual, Fabiana já nutria o desejo de construir uma família. Com uma mãe já falecida, ela não só almejava ter filhos, mas também – e principalmente – sonhava que seu pai tivesse a oportunidade de conhecer e conviver com um neto.

Como não teve uma experiência boa nos dois últimos relacionamentos mais duradouros, ela estava finalmente decidida a ser mãe solo. Aos 35 anos, já havia congelado os óvulos, então bastava buscar o banco de sêmen, escolher um doador e definir a hora certa para engravidar.

Nesse meio-tempo, acabou conhecendo Amanda, mas naquele momento estava focada em seguir o caminho da maternidade sozinha, e a relação ainda era muito recente para um maior envolvimento nesse projeto.

A escolha de ter filhos mais tarde não estava relacionada à sua orientação sexual, mas sim às circunstâncias enfrentadas por muitas mulheres que desejam ser mães nos dias de hoje. Sem uma grande rede de apoio com quem contar, era fundamental que ela se planejasse financeiramente. O problema era que algumas coisas estavam fora do seu controle.

De um lado, seu pai, já com 83 anos, enfrentava desafios de saúde devido à idade, e o desejo intenso de Fabiana de que seu pai conhecesse seus filhos e se tornasse avô começou a causar-lhe angústias e ansiedade. A qualquer momento, o pai poderia não estar mais lá. De outro, o relacionamento de Fabiana com Amanda se tornava cada vez mais sólido e sério.

Assim, após cerca de dois anos, ela enfim decidiu seguir em frente com o processo de fertilização. Para garantir que as coisas corressem minimamente conforme o planejado, o acordo com a companheira era que Fabiana engravidaria, teria o filho e, somente quatro anos depois, o nome de Amanda seria registrado na certidão de nascimento da criança.

O receio de Fabiana por trás desse combinado era que, no futuro, a companheira se arrependesse de ter aceitado se tornar "mãe" dos seus filhos, já que essa era uma decisão muito pessoal. Mas a verdade é que, aos poucos, o desejo de ser mãe e formar uma família também foi crescendo em Amanda.

O DIREITO À FAMÍLIA

No passado, era praticamente impossível que casais homoafetivos tivessem filhos biológicos registrados no seu nome, tanto pela falta de tecnologia na medicina reprodutiva quanto pela falta de legislação que assegurasse seus direitos.

A decisão histórica de reconhecer o casamento entre pessoas do mesmo sexo foi um marco importante no Brasil e em diversos países do mundo. Isso não apenas validou a união afetiva desses casais, mas também abriu portas para que desfrutassem dos mesmos direitos e responsabilidades de casais heterossexuais.

Na atualidade, com as mudanças nas estruturas familiares e a conquista dos direitos da comunidade LGBTQIAPN+, a reprodução assistida se tornou uma oportunidade – e um direito garantido por lei – para que esses casais (incluindo transgêneros) realizem o sonho de ter um bebê biológico.[49]

Além disso, casais homoafetivos podem fazer o registro dos filhos em cartório da mesma maneira que casais heterossexuais, com uma só diferença: se o filho de um casal de mulheres tiver sido concebido com o esperma de um amigo – e se todos concordarem –, este pode ser registrado como pai da criança, permitindo que ela tenha duas mães e um pai de forma legal.[50]

Infelizmente, apesar dos grandes avanços, pessoas LGBTQIAPN+ continuam enfrentando a falta de reconhecimento dos seus direitos fundamentais. Esse cenário, marcado por discriminação e falta de igualdade, impõe uma série de desafios à vida e ao bem-estar desses indivíduos.

Uma coisa, no entanto, é certa: com o constante desenvolvimento da medicina reprodutiva, há cada vez mais e melhores opções disponíveis para quem não consegue ter um filho biológico de forma natural, permitindo que um número crescente de pessoas, independentemente da orientação sexual, realizem o sonho de ter filhos biológicos.

A POSSIBILIDADE DE UMA GESTAÇÃO COMPARTILHADA

No caso de casais homoafetivos femininos, existem dois métodos de reprodução assistida: inseminação artificial ou fertilização in vitro.

No primeiro, por ser um tratamento menos complexo, uma das mulheres é submetida à indução da ovulação, e o espermatozoide do doador é inserido diretamente no seu útero. É fundamental que a paciente tenha as tubas uterinas funcionais e pérvias, confirmadas pelo exame de histerossalpingografia.

Já por meio da FIV, o óvulo de uma delas é fecundado em laboratório por um espermatozoide, e o embrião é transferido para o útero de uma das duas. Nesse caso, a participação ativa de ambas é possível, já que uma delas pode ter o óvulo fertilizado e a outra pode gestar – a chamada "gestação compartilhada". Isso permite que ambas vivenciem a experiência da maternidade juntas, construindo laços ainda mais profundos entre si e com o bebê que está a caminho.

A escolha de quem cederá os óvulos e quem vai gestar pode ser baseada em diversos fatores, como preferências pessoais, saúde, indicações médicas ou acordos entre o casal.

A ESCOLHA DO DOADOR DE SÊMEN

Em casais homoafetivos formados por mulheres, o uso de sêmen doado é uma parte essencial do processo de reprodução. Para ser um doador, o homem precisa atender a alguns requisitos, como ter entre 18 e 45 anos, realizar exames sorológicos e microbiológicos para checar se é portador de doenças genéticas ou congênitas e comprovar a fertilidade através do espermograma.

É possível também que um irmão ou qualquer parente de uma delas doe o sêmen para ser fertilizado com os óvulos da parceira. A única restrição é que não haja consanguinidade entre o sêmen e o óvulo que será usado.

Assim como a doação de óvulos, a de sêmen é anônima, mas fornece inúmeras informações sobre o doador. Enquanto analisava os perfis disponíveis, Fabiana se perguntava: se, hipoteticamente, encontrasse alguém com esse perfil em um aplicativo de relacionamento, ela teria interesse por essa pessoa? Caso a resposta fosse sim, essa seria sua escolha.

Mais do que saber a aparência do doador, é essencial obter informações detalhadas sobre sua saúde e seus hábitos: alergias, doenças preexistentes, problemas de visão ou audição, tabagismo etc. Além disso, a história médica dos familiares próximos também pode ser avaliada, dependendo do banco de sêmen escolhido. Dentre inúmeras opções, apenas uma a cativou verdadeiramente, mas foi o suficiente: quarenta dias depois, após todos os trâmites realizados e o pagamento efetuado, o material chegou à clínica.

Para evitar que irmãos biológicos se encontrem no futuro e eventualmente tenham alguma chance de procriar, pela lei[51] uma pessoa só pode doar material para duas gestações de crianças de sexos diferentes em uma área de 1 milhão de habitantes.

No laboratório, o óvulo de Fabiana foi fecundado com o espermatozoide do doador, e dois embriões foram transferidos para seu útero. Os embriões excedentes foram congelados, caso ela quisesse engravidar novamente no futuro.

O procedimento foi um sucesso. Mais tarde, ela teve a surpresa de descobrir que estava esperando não apenas um, mas dois bebês: um casal de gêmeos.

DOAÇÃO DE EMBRIÕES

Fabiana tinha também a opção de doar seus embriões excedentes. Geralmente, a doação de embriões é realizada para casais ou indivíduos que não podem conceber um filho com seus próprios gametas ou quando ambos são portadores de doenças genéticas graves que podem ser transmitidas aos filhos.

É importante ressaltar que, nesses casos, tanto doadores quanto receptores precisam passar por avaliações médicas e psicológicas para garantir que estão emocionalmente preparados para o processo. Esse protocolo evita que uma pessoa que tenha criado vínculos afetivos com os embriões siga com a doação e mais tarde se arrependa.[52]

ÚTERO DE SUBSTITUIÇÃO

Se um casal homoafetivo masculino deseja ter um filho biológico, a única opção legal é a FIV através do chamado "útero de substituição", popularmente conhecido como "barriga de aluguel", envolvendo uma doadora temporária de útero. No procedimento, os óvulos da doadora selecionada pelo casal são fertilizados pelos espermatozoides de um dos pais, e a seguir os embriões resultantes são transferidos ao útero da barriga solidária.

Aqui, de acordo com a Resolução nº 2.168 do CFM, aprovada em 10 de novembro de 2017, é proibido qualquer tipo de comercialização ou lucro nesse procedimento. A barriga de aluguel deverá ser de um parente até quarto grau (mãe, avó, irmã, tia e prima). Em casos de familiares mais distantes, será necessária a autorização do Conselho Regional de Medicina.

Exige-se ainda um relatório médico com o perfil psicológico da cedente temporária do útero e de todos envolvidos. Se ela for casada, ou viver em união estável, deverá apresentar por escrito a aprovação do cônjuge ou companheiro.

Após o nascimento, o compromisso do registro civil da criança é restrito unicamente aos pais genéticos, o que precisa ser providenciado durante a gravidez. O bebê, então, será registrado, cuidado e criado normalmente, como se dá com qualquer filho após o nascimento.

Essa prática também é recomendada para mulheres que não têm útero, seja devido a uma cirurgia ou a uma má formação uterina, ou para aquelas cujo útero ou condição de saúde não permite uma gestação.

Embora o termo "barriga de aluguel" seja muito mais conhecido e utilizado que o termo "útero de substituição", no Brasil ele não é adequado, diferentemente do que ocorre em outros países. No entanto, o casal deve cuidar da gestante (cedente temporária de útero), fornecendo-lhe um bom plano de saúde, cuidando da sua nutrição, garantindo seu bem-estar e arcando com os custos envolvidos no pré-natal e no parto, além de eventuais outros tratamentos e custos necessários para assegurar uma gestação saudável, tanto para a gestante quanto para o bebê.

REQUISITOS PARA SER GESTANTE TEMPORÁRIA ("CEDENTE TEMPORÁRIA DE ÚTERO")

De acordo com as diretrizes do CFM, a gestante temporária deve ter um parentesco consanguíneo com um dos parceiros do casal até quarto grau. Isso inclui parentes como mãe (primeiro grau), irmã e avó (segundo grau), tia (terceiro grau) e prima (quarto grau).

Em qualquer circunstância, independentemente da idade da candidata, recomenda-se que ela passe por avaliações médicas minuciosas, incluindo exames cardiológicos e endocrinológicos, para determinar se está apta para a gestação. Atualmente, a idade limite para gestar temporariamente é de cinquenta anos. Se a cedente não tiver parentesco com o casal – por exemplo, se for uma amiga ou conhecida – será necessário obter uma autorização do CFM para essa prática.

Além disso, de acordo com a Resolução nº 2.320/2022 do CFM, outro requisito importantíssimo é que a cedente de útero já tenha pelo menos um filho vivo.[53] Isso é exigido porque há algumas predisposições a complicações obstétricas que somente são identificadas quando a mulher engravida, ou seja, se a mulher nunca engravidou, a chance de que ela tenha alguma complicação é maior – não é comum, mas existe. Da mesma forma, outro requisito importante é que todos os envolvidos passem por avaliações psicológicas.

Se a cedente cumprir todos esses requisitos, dentro de aproximadamente dois meses (tempo médio que o CFM costuma levar para aprovar as solicitações de autorização recebidas), ela já pode ser uma gestante temporária.

Em alguns países, como os Estados Unidos, o útero de substituição e as doações de óvulos e sêmen são processos mais simplificados.

Há até mesmo comercialização desses serviços, o que significa que a oferta é maior, e existem clínicas especializadas em barriga de aluguel. Esses procedimentos também podem ser encontrados em alguns países europeus, como Inglaterra e Espanha, onde há centros renomados de reprodução assistida.

UM FINAL FELIZ

Em casais mais jovens e sem um diagnóstico prévio de infertilidade, a reprodução assistida apresenta uma excelente taxa de sucesso. Quando os óvulos são jovens e o útero está saudável, não há necessariamente um fator de risco que impeça uma gestação. Dessa forma, com embriões saudáveis, os índices de gestação são semelhantes a um tratamento de ovodoação bem-sucedido. O fator social, como tabus e preconceitos, pode ser a maior dificuldade nesses casos, pois, em termos de probabilidade de gravidez, as chances são altas.

Felizmente, os filhos de Fabiana tiveram a oportunidade de conhecer o avô. Ela ficou extremamente grata por ter conseguido realizar o sonho de ser mãe e, acima de tudo, promover esse sonho a tempo de seu pai conhecer os netos, e vice-versa. O pai dela acabou falecendo cerca de seis meses depois.

Com o tempo, Amanda naturalmente também assumiu o papel de mãe, confirmando seu desejo de abraçar a maternidade. Conforme haviam combinado, Fabiana incluiu o nome da companheira na certidão de nascimento das crianças.

Alguns anos depois, o casal decidiu voltar à clínica para transferir os embriões congelados do primeiro procedimento. Assim, aos 41 anos, mãe de dois filhos, Fabiana engravidou novamente, dando cada vez mais forma ao sonho de construir uma família grande, como sempre quis.

CAPÍTULO 18

"Ir ao ginecologista é desconfortável"

Não é raro ouvir relatos de mulheres que sofrem com cólicas extremas, associadas a sintomas de depressão. Durante muito tempo, elas acreditaram no mito de que sentir dores e uma tristeza profunda durante o período menstrual era normal.

Atualmente, cada vez mais mulheres descobrem que esses sintomas podem ser indícios de algo muito mais sério: a endometriose. Essa doença afeta cerca de 15% das mulheres em idade reprodutiva e pode causar depressão, alteração no hábito intestinal e sintomas de infecção urinária no período menstrual, dor na relação sexual, entre outras manifestações sistêmicas

Essa condição é especialmente preocupante quando o diagnóstico e o tratamento são tardios. Em muitos casos, pode inclusive evoluir para a infertilidade.

Embora vejamos cada vez mais pessoas buscarem informação e ajuda, tabus, preconceitos e despreparo médico ainda impedem que tantas outras consigam diagnosticar a doença e começar o tratamento.

O mesmo vale para outras condições ginecológicas e questões ligadas à saúde reprodutiva, como vimos. São inúmeras as mulheres que não confiam no médico ginecologista, subestimam sua importância ou, ainda, sentem vergonha de se expor.

Em inúmeros casos, a falta de conhecimento e acesso a bons tratamentos e medicamentos, e a demora para agendar uma consulta são fatores significativos. Porém, mesmo quando esses obstáculos não existem, muitas mulheres só visitam o ginecologista quando suspeitam que há um problema, querem evitar uma gravidez ou desejam engravidar.

Os homens, por sua vez, enfrentam obstáculos similares ou até maiores de preconceito e vergonha ao falar sobre cuidados da saúde reprodutiva. Por diversas questões, eles evitam ir ao médico e falar sobre problemas de infertilidade, apesar de estar comprovado que diagnósticos precoces trazem soluções mais rápidas. Como já apontamos, muitos acreditam que a infertilidade esteja relacionada ao seu desempenho sexual ou até à própria masculinidade.

É evidente que uma parcela significativa da população brasileira ainda não tem acesso à educação sobre saúde, não entende completamente os tratamentos disponíveis ou tem dificuldade em encontrar informações confiáveis. No entanto, mesmo entre pessoas com níveis razoáveis de escolaridade, acesso a bons serviços de saúde e recursos financeiros favoráveis, a informação muitas vezes permanece distante, permeada pelo tabu, por preconceitos e, às vezes, pela vergonha.

Segundo uma pesquisa do Instituto de Urologia, Oncologia e Cirurgia Robótica (IUCR), realizada com mais de quinhentas brasileiras, quase metade delas não tem o hábito de ir ao ginecologista periodicamente.[54] Há um elevado número de mulheres na idade reprodutiva, ou até após a menopausa, que nunca foram a uma consulta ginecológica durante toda a sua vida.

Ao longo dos anos, testemunhamos avanços significativos na área da medicina, marcados não apenas pelo progresso tecnológico, mas também por mudanças na abordagem em relação aos pacientes. Essa evolução reflete uma busca contínua por práticas mais humanizadas, desconstruindo preconceitos e garantindo que cada paciente tenha um atendimento que respeite suas necessidades individuais. O objetivo é que todos se sintam confortáveis e – o mais importante – que sejam ouvidos.

MAIS CONFORTO PARA A PACIENTE

Fazer exames ginecológicos periódicos, tanto para garantir a saúde feminina quanto para verificar sua fertilidade, é fundamental, especialmente à medida que a mulher vai envelhecendo. Além disso, as taxas hormonais são alteradas ao longo dos anos, e mantê-las equilibradas melhora o bem-estar geral.

Em consultas de rotina, o médico costuma solicitar uma série de exames para verificar possíveis infecções, como rubéola, sífilis, toxoplasmose, HIV e hepatites; perfil hormonal e metabólico; avaliações específicas de imagem, quando necessárias, como o ultrassom transvaginal ou pélvico; o famoso exame do papanicolau; além dos exames preventivos, como os de mamas, dependendo da idade e do histórico da paciente.

O papanicolau, por exemplo, é extremamente importante na prevenção e no diagnóstico precoce do câncer de colo de útero (um dos mais recorrentes entre as mulheres), assim como para identificar a possível presença de lesões pré-cancerosas, permitindo que elas recebam tratamento adequado antes que a doença progrida. Porém, de acordo com a pesquisa do IUCR, muitas não fazem esse exame por acharem que ele é desconfortável e temerem a dor.

A medicina reprodutiva tem trabalhado para minimizar esses incômodos. No contexto atual, clínicas já contam com instrumentos que causam menos desconforto para a paciente, como espéculos menores e gel aquecido, que facilita a inserção do equipamento. Além disso, normalmente realizamos esse exame especular em cerca de cinco a dez segundos, de modo a não prolongar qualquer desconforto que a paciente possa vir a sentir. Essa abordagem evoluiu muito ao longo do tempo, contribuindo para a redução do estigma.

Ainda nesse sentido, praticar técnicas de relaxamento e respiração profunda antes e durante o procedimento sempre ajuda a reduzir a ansiedade. Para diminuir a insegurança, é importante manter uma comunicação aberta com o profissional de saúde durante o exame. Em caso de dor, por exemplo, a paciente tem todo o direito de informar ao médico, que deve, imediatamente, realizar os ajustes necessários para eliminar – ou pelo menos minimizar – o incômodo.

CONSULTAS MENOS INVASIVAS

O medo e a vergonha em relação a exames ginecológicos são sentimentos totalmente compreensíveis. A exposição de partes íntimas do corpo a um profissional de saúde é desconfortável e, para algumas mulheres, pode ser difícil em termos emocionais.

Antigamente, a prática do toque vaginal, por exemplo, era comum em consultas ginecológicas, mesmo em situações em que não era necessária. Isso podia causar muita apreensão na mulher. Hoje, essa abordagem tende a ser realizada apenas quando for indispensável.

Na prática clínica atual, o médico busca o consentimento da paciente em primeiro lugar. Isso significa que, antes de qualquer procedimento, ela precisa estar ciente de como será feito e concordar com as etapas a serem seguidas. Além disso, o médico adapta a abordagem de acordo com as necessidades individuais. Isso pode incluir ajustes no exame físico para minimizar preocupações específicas ou realizar procedimentos menos invasivos, sempre que possível.

    Felizmente, os exames ginecológicos evoluíram, buscando reduzir não só o desconforto físico como o emocional. Os profissionais de saúde, cada vez mais, escutam as preocupações das pacientes e buscam tornar a experiência mais acolhedora.

CAPÍTULO 19

"Tive um um aborto espontâneo, o que eu fiz de errado?"

O medo da perda da gravidez é um pesadelo na vida dos casais e das mulheres que desejam ter filhos. Segundo uma pesquisa realizada no Reino Unido,[55] cerca de 23 milhões de gestações em todo o mundo terminam em aborto espontâneo a cada ano.

O aborto é um momento extremamente difícil para qualquer mulher e pode deixar marcas para o resto da vida. Vários estudos mostram que a tristeza gerada por um aborto espontâneo é equivalente àquela sentida quando se perde um parente próximo. Embora o mais comum seja definir a perda da gravidez como "aborto", o termo clínico é "abortamento", uma vez que o aborto é o produto da concepção eliminado no abortamento. No entanto, o uso da palavra em um contexto mais amplo também é correto.

No início do livro, falamos sobre os sentimentos e a vivência de mulheres que tentam engravidar por anos, sem sucesso. Para aquelas que sofrem uma perda gestacional, o cenário é bem parecido.

A culpa é um dos sentimentos mais intensos que uma mulher pode vivenciar durante essa fase. Como apontamos, a sociedade espera que as mulheres sejam mães perfeitas e, quando ocorre um aborto, muitas delas, ainda que não tenham feito nada que contribuísse para isso, sentem-se como se tivessem falhado nesse papel.

Assim como acontece com as mulheres que passam bastante tempo tentando engravidar, muitas das que vivem uma perda gestacional acreditam que, de alguma maneira, são responsáveis por isso. Mesmo que não haja quaisquer evidências que comprovem essa ideia, questionam se o estresse, a alimentação e os hábitos mantidos durante a gravidez podem ter causado a perda.

Ainda, quem está de fora geralmente tem dificuldade para entender o real impacto que essa situação pode causar na vida e no psicológico de uma mulher. Pessoas próximas, como amigos e familiares, muitas vezes dão conselhos que, embora bem-intencionados, podem ser insensíveis e piorar ainda mais a situação.

Algumas dessas afirmações tentam minimizar a perda, como "Aconteceu por um motivo" ou "Não era para ser". Outras vezes, perguntas inconvenientes podem aumentar o sentimento de culpa: "Você acha que pode ter feito algo errado?" ou "Você andava muito estressada?"

Para aquelas que já são mães, é comum ouvir "Você já tem filhos, não é um grande problema". Frases como essa, assim como "Já passou, siga em frente" e o clássico "É normal, não se preocupe", podem fazer com que a mulher sinta que não tem permissão para lidar (ou que não é "normal" lidar) com a dor e o processo de luto.

Além disso, os próprios profissionais da saúde frequentemente estão despreparados para oferecer o devido acolhimento a pacientes que acabaram de passar por uma perda gestacional.

Embora o aborto espontâneo seja comum, ele não deve ser considerado normal. O tratamento inadequado e a falta de exames com base na ideia de que "abortamentos acontecem" pode fazer com que a mulher se torne infértil e tenha outras perdas gestacionais.

INVESTIGANDO AS CAUSAS DE ABORTAMENTO

O abortamento por repetição ocorre quando uma mulher tem duas ou mais perdas consecutivas. É importante investigar suas causas para evitar uma situação crítica, poupar a mulher de mais traumas e sofrimentos, e preservar sua saúde reprodutiva.

Por definição, o aborto espontâneo é a perda fetal antes de 22 semanas de gestação ou de um feto com peso inferior a 500 gramas. Acima disso, caracteriza-se como uma perda gestacional tardia, na qual há a necessidade legal de velório.

O aborto pode ter diversas causas que estão fora do controle da mulher: alterações cromossômicas ou genéticas do embrião, desequilíbrios hormonais, infecções, doenças ou problemas na formação do útero, alterações no DNA dos espermatozoides, colo feminino curto, fatores imunológicos que levam o próprio corpo a rejeitar o feto, trombofilia, infecções virais ou outros processos infecciosos, algumas lesões intrauterinas, diabetes, lúpus e endometriose severa.

Dados mostram que fatores cromossômicos, ligados à idade da mulher, são responsáveis por cerca de 40% a 60% dos casos. O que acontece na grande maioria das perdas ocorridas no primeiro trimestre da gestação é considerado um processo de "seleção natural", em que um embrião que não estava se desenvolvendo de forma adequada não evolui, uma vez que não resultaria em uma gestação e um feto saudável.

O primeiro passo após uma perda é procurar ajuda especializada. Os exames incluem cariótipo no sangue do casal, avaliação uterina, investigação de trombofilias, sorologias, estudo do endométrio, perfil hormonal e metabólico do casal, exames de imagem como ultrassom e/ou ressonância pélvica, quando indicados, além de avaliação do espermograma e exames masculinos recomendados para cada caso. O ideal é buscar um tratamento que envolva não só cuidados físicos como emocionais, tanto para as mulheres quanto para os homens.

Mesmo que, algumas vezes, os motivos de um aborto permaneçam obscuros, conhecer o processo biológico por trás dele e saber que há inúmeras causas possíveis contribuem para que a mulher aceite que ela não teve culpa pelo ocorrido.

Aliás, é importante abordar essa questão como um desafio compartilhado por casais – no qual os dois são vítimas e não há culpados.

QUANDO PERDEMOS ALGUÉM

Quando perdemos alguém importante na nossa vida, é como se uma parte de nós também se perdesse para sempre. É então que passamos pelo luto, um sentimento natural que nos ajuda a processar o que aconteceu, acolher nossas dores, nos reorganizar e, no tempo certo, seguir em frente.

No início, o luto faz nosso cérebro criar inúmeras paranoias e inverdades. No caso de uma mulher que sofre um abortamento ou recebe um diagnóstico de infertilidade, não é raro que ela se recuse a acreditar no que lhe dizem e a aceitar essa condição de imediato.

Conforme a realidade se impõe, um sentimento de revolta pode surgir. Consequentemente, muitas vezes a mulher se sente injustiçada e culpa os outros, acredita estar sendo castigada por entidades superiores e, como vimos anteriormente, tende a se culpar, na tentativa de encontrar uma explicação para a situação a qualquer custo. Afinal é mais fácil carregar uma culpa do que lidar com o desconhecimento ou a falta de uma explicação.

Por fim, vem a sensação de impotência. Ela começa a ter remorso, pensando que poderia ter feito algo diferente. Muitas vezes, tenta fazer promessas, acordos, negociações, na esperança de reverter a situação, e implora por uma segunda chance. À medida que essa negociação se mostra ineficaz, ela passa a se sentir triste, solitária e desamparada. Nesse processo, há casos em que a depressão é uma resposta natural.

Os traumas fazem com que a mulher reúna as características daquela situação e tente adivinhar o futuro para conseguir se defender em uma próxima ocasião. Às vezes, chega a dizer que nunca mais quer engravidar, pois não acha que será capaz de passar por aquilo de novo.

É importante notar que nem todas as mulheres experienciam todas essas fases, as quais, inclusive, podem ocorrer em ordem diferente ou se sobrepor. Reviravoltas, recuperações e recaídas também fazem parte do luto. Algumas mulheres podem ficar presas por um longo período em uma fase pela qual outras passaram rapidamente.

LUTO: UM RASTRO DE AMOR

Em alguns casos, a dor da perda pode se transformar em um luto mais complicado, o qual a pessoa não consegue vencer. Nessa circunstância, quando o processo de cura não evolui, é importante buscar a ajuda de um profissional. É evidente que poder contar com uma rede de apoio também é muito valioso em momentos como esse, mas ter um ambiente seguro para dialogar sobre os sentimentos sempre será um excelente remédio.

A verdade é que, mesmo nas situações mais difíceis, todos nós somos capazes de encontrar esperança. Só o fato de refletirmos sobre a perda já é sinal de que estamos conseguindo atravessar esse processo.

Eventualmente, a maioria das mulheres chega a um ponto em que começa a aceitar o que lhe aconteceu. Isso não significa que elas tenham superado a dor, mas que encontraram uma maneira de seguir em frente, adaptando-se à nova realidade.

O luto muitas vezes é visto como uma sombra que paira sobre a vida, uma dor que parece nunca ter fim. No entanto, cada estágio – negação, raiva, barganha, depressão e aceitação – é uma forma de expressão do amor que a mãe em dor sentia pelo filho, ainda que dentro da barriga ou apenas nos seus sonhos. Esse amor se transforma em um sentimento que nutre a própria jornada de cura e o crescimento pessoal, tornando-a mais forte.

CAPÍTULO 20

"Relaxa, que a gravidez virá naturalmente"

Quem nunca ouviu essa afirmação ou alguma das suas variações: "Relaxa, que engravida"? O lado sombrio de opiniões e frases como essa, mesmo que proferidas de forma despretensiosa ou bem-intencionada, é que elas podem causar um efeito contrário na pessoa que as ouve.

Além de carregar o fardo de não conseguir engravidar, a mulher sentirá culpa por pensar que talvez o fato de ela estar preocupada ou estressada demais, ou ser incapaz de deixar os problemas de lado esteja contribuindo para sua infertilidade.

Acontece que as mulheres, quando estão determinadas a engravidar, podem fazer de tudo para serem férteis – descansar, praticar atividade física, seguir uma dieta rigorosa, viajar, cuidar de si, praticar yoga, meditação, acupuntura... – e, ainda assim, não engravidar. Isso acontece porque, como sabemos, há inúmeros fatores por trás de um diagnóstico de infertilidade, alguns até mais complexos do que muitas pessoas imaginam.

Há ainda quem diga que ter um segundo filho é mais fácil, porque, depois do primeiro, a pressão é menor, então a mulher está mais relaxada. Porém, outros aspectos podem justificar essa mudança, já que a primeira gravidez pode ter tratado certas condições que dificultavam a concepção, como bloqueios nas trompas ou endometriose. A desobstrução parcial das trompas, por exemplo, em alguns casos pode ser um efeito colateral da gravidez, o que facilita uma segunda gestação, mas logicamente isso está longe de ser uma regra.

O chamado fator "sorte" também desempenha um papel importante. De fato algumas mulheres com problemas no sistema reprodutivo podem, de repente, engravidar quando estão em um momento tranquilo, como em uma viagem com o marido ou durante uma pausa nos tratamentos. Contudo, embora a tendência de associar uma coisa à outra seja alta, do ponto de vista médico, isso é visto como um acaso, uma coincidência, e não tem comprovação científica.

O ESTRESSE CAUSA INFERTILIDADE?

O estresse é uma reação natural que nos ajuda a responder com rapidez a situações perigosas. Quando ocorre em excesso, é capaz de prejudicar o corpo, a saúde e a rotina. Ainda assim, é falso afirmar que o psicológico influencia diretamente a gravidez.

Há, sim, estudos mostrando que pessoas com altos níveis de estresse tendem a apresentar resultados menos positivos em tratamentos de reprodução humana. Segundo pesquisadores da Universidade de Ohio, mulheres que estão nessa condição emocional têm 29% menos chances de ter sucesso.[56]

No entanto, isso não quer dizer que o estresse seja causa direta da infertilidade. Embora haja um aumento do hormônio cortisol, é difícil que ele seja a única e principal causa de uma maior dificuldade para engravidar. É mais provável que o estresse seja gerado a partir dessa dificuldade do que o contrário.

MAIS CULPA PARA A MULHER

É muito cruel acusar o estado emocional de uma mulher de ser responsável pela sua infertilidade. Na atualidade, a ansiedade, por exemplo, é uma epidemia, um transtorno comum no mundo todo. De acordo com a OMS, o Brasil é o país com o maior número de pessoas ansiosas, cerca de 9,3% da população,[57] e não necessariamente todas essas pessoas com transtorno de ansiedade apresentam diagnóstico de infertilidade. Nesse sentido, precisamos desmistificar a ideia de que a dificuldade de engravidar tem relação direta com o desequilíbrio emocional. A mulher já carrega um fardo muito grande, e ouvir isso só torna as coisas ainda piores.

Outro mito bastante comum é que o orgasmo feminino aumenta as chances de engravidar. A fertilidade não está relacionada ao prazer sexual, e sim à regularidade da ovulação e à qualidade dos óvulos liberados. A gravidez ocorre quando um espermatozoide encontra um óvulo disponível e o fertiliza, enquanto o orgasmo é apenas uma resposta emocional e física ao estímulo sexual. Envolve a estimulação dos órgãos genitais e o sistema de recompensa do cérebro, que libera substâncias químicas como a dopamina, responsável pela sensação de prazer. Mesmo que a mulher tenha um orgasmo, se o óvulo não estiver maduro naquele momento, a concepção não ocorrerá.

Associar o prazer à fertilidade é cruel com as mulheres e toca em um tema muito sensível, ainda mais se considerarmos que apenas 65% delas conseguem atingir o orgasmo durante a relação.[58]

ACEITAR QUE NÃO TEMOS CONTROLE DE TUDO

É importante para a mulher que passa por um abortamento ou por uma série de tentativas frustradas de gravidez encontrar dentro de si a capacidade de transformar a dor em força motora para seguir em frente – quer isso signifique continuar tentando, quer não.

A aceitação é o primeiro passo para a cura, e por essa razão a saúde mental desempenha um papel fundamental durante o tratamento de fertilidade.

Quando entendemos e aceitamos o que está acontecendo, sentimos que temos mais controle da nossa vida, ficamos menos ansiosos e abrimos mão de buscar certezas que jamais teremos. Entendendo o presente, conseguimos tomar medidas racionais para lidar com cada desafio no seu momento certo, dando um passo de cada vez.

Isso ajuda a mudar padrões de pensamento e a promover uma perspectiva pautada na realidade, tornando a jornada menos dolorosa.

SAÚDE MENTAL É SEMPRE BEM-VINDA

Embora não exista uma relação direta entre o estresse e a fertilidade, é evidente que uma boa saúde mental ajuda os pacientes a enfrentarem os desafios com maior resiliência e persistência, o que é vital para o sucesso no longo prazo.

Uma mente tranquila contribui com a disciplina necessária para seguir os tratamentos conforme a orientação médica e evitar hábitos prejudiciais, como a ingestão de alimentos prejudiciais à saúde e o consumo de álcool e cigarro – práticas que costumam estar associadas ao estresse.

Em situações que demandam muito de nós, ele afeta não apenas nossa saúde, mas também a maneira como tomamos decisões. É por isso que, em determinados momentos, pode ser uma boa ideia dar uma pausa nos tratamentos para respirar, acalmar as emoções e se sentir melhor.

Ainda, é importante saber que estar psicologicamente pronta para lidar com contratempos também envolve estar preparada em termos financeiros: quanto você está disposta a investir no tratamento?

Além de emocionalmente desgastante, passar por muitas tentativas sem sucesso pode prejudicar as finanças familiares ao ponto de alguns casais desistirem de ter um filho sem nem levar em consideração outras opções. Por isso, é essencial também saber a hora de recuar e reavaliar as possibilidades.

Embora o tempo seja relevante quando se trata de fertilidade, tomar decisões quando o emocional não se está bem pode ser pior do que aguardar mais alguns meses. Coloque sua saúde mental em primeiro lugar e percorra o caminho com tranquilidade e resiliência.

CAPÍTULO 21

"Será que posso ser feliz agora?"

Quando a mulher está tentando engravidar, seja naturalmente, ou por meio de tratamentos de fertilização, cada etapa concluída é uma conquista. No entanto, ao mesmo tempo que pede comemoração, não representa uma garantia.

Muitas vezes, a mulher fica confusa em relação ao que esperar. Por um lado, não quer criar muitas expectativas, para não se decepcionar. Por outro, não criar expectativa nenhuma parece uma missão impossível, que pode deixá-la ainda mais ansiosa e estressada.

No caso específico das mulheres que passam por tratamento, em geral, quando o embrião é saudável, todas as etapas são concluídas com sucesso: a biópsia, a transferência para o útero, os exames hormonais e, finalmente, o tão aguardado teste de gravidez. No entanto, o medo de se decepcionar às vezes é tão grande que, mesmo que a equipe médica dê a notícia com alegria, reforçando que os números são excelentes, muitas mulheres ainda questionam se esses mesmos números não estão baixos demais.

Quando realizam o primeiro ultrassom da gravidez, algumas pacientes demonstram preocupações quanto ao desenvolvimento do feto – sentimento bastante comum em todo início de gestação. Os profissionais acolhem essas preocupações e, novamente, tentam tranquilizá-las, apresentando-lhes todos os argumentos que provam que está tudo indo bem. Contudo, mesmo isso às vezes não é suficiente: algumas procuram informações no "Doutor Google", o que pode causar preocupações desnecessárias, já que o site de buscas nem sempre é a melhor fonte de informações.

É semelhante ao que acontece quando sentimos um incômodo qualquer – dor de cabeça, por exemplo – e procuramos na internet a que doenças ele pode estar associado. Enquanto os resultados nos fazem pensar que temos algo grave, como um câncer, esse dificilmente será o caso – podemos estar com uma virose leve ou mesmo uma reação alérgica que passará sozinha. Confiar demais nas informações que encontramos na internet pode piorar a ansiedade. Por isso, é sempre importante buscar atendimento médico.

A verdade é que, por mais positivos que sejam os resultados, muitas pacientes ainda assim se sentem inseguras, o que é compreensível, especialmente no caso de quem já enfrentou perdas e testes negativos.

No entanto, se a insegurança serve como um mecanismo de defesa, ela também funciona como sobrecarga emocional e impede que a mulher passe pela gestação com a merecida felicidade. Isso demonstra como a jornada da fertilidade pode ser repleta de emoções conflitantes.

EXPECTATIVA × REALIDADE

Como lidar com tais emoções conflitantes? Como balancear as expectativas para que não sejam tão altas, ao ponto de dificultar a aceitação de uma notícia negativa (mesmo quando baseada em dados e fatos), nem tão baixas, ao ponto de minar os momentos de alegria do processo?

A resposta é: sendo realista. E isso, diferentemente do que muitos pensam, não é o mesmo que ser pessimista, esperar pelo pior. Ser realista envolve reconhecer tanto os desafios quanto as conquistas, ainda que sejam pequenas.

Uma boa forma de lidar com isso é ponderar as experiências passadas para ajustar o que se espera do futuro. Se algo não deu certo no passado, considere o que aprendeu e como pode aplicar esse conhecimento de forma a estabelecer expectativas mais adequadas.

Reconheça que o caminho para a maternidade nem sempre é linear. Esteja preparada para enfrentar obstáculos e saiba que essas situações são normais durante todo o tratamento de fertilidade.

UM PASSO DE CADA VEZ

Lembre-se: você não está sozinha. Pedir ajuda não é sinal de fraqueza; pelo contrário, é ter coragem de ir em busca de uma vida mais leve.

Sabemos que falar sobre reprodução assistida ainda gera constrangimento, e que o processo muitas vezes pede um pouco de recolhimento e introspecção, mas busque pessoas acolhedoras e ambientes seguros para expor suas dores, e não se isole das pessoas que você ama. Isso ajuda a proteger o cérebro.

Segundo cientistas do Departamento de Neurologia da Universidade de Nova York, desabafar e conversar com pessoas desacelera o processo de declínio intelectual, aumentando a chamada "resiliência cognitiva".[59]

Também não podemos nos esquecer do parceiro, se houver. Cultivar bons momentos com a pessoa que está passando pelo difícil processo com você, engajar-se em atividades a dois e desfrutar de momentos de alegria é importante e trará mais leveza à jornada.

CAPÍTULO 22

Qual é o "preço da fertilidade"?

Aos 37 anos, Victória se viu diante de uma importante decisão: congelar seus óvulos. A ideia era ganhar tempo na busca pelo parceiro ideal para construir uma família. O custo anual para manter seus óvulos congelados no laboratório era de aproximadamente mil reais por ciclo, e a recomendação dos especialistas era realizar o procedimento três vezes, a fim de acumular um número maior de óvulos e, com isso, aumentar as chances de sucesso. Assim, Victória teria de dispor de cerca de 3 mil reais por ano durante todo o período em que os óvulos ficassem congelados.

Dez anos depois, ainda sem encontrar o parceiro ideal, ela começou a repensar os planos originais. Afinal, além de estar perto dos cinquenta anos, manter os óvulos congelados começava a pesar no seu bolso.

Ainda hoje, os tratamentos de fertilidade carregam o estigma de serem caros e excludentes. Essa percepção não é infundada: dependendo do histórico da paciente, dos medicamentos, da clínica, entre outros fatores, o custo pode tornar o tratamento inacessível para a maior parte da população.

Infelizmente, no Brasil, há pouco investimento público nesse setor, e os planos de saúde não são obrigados a cobrir esse tratamento. Ao mesmo tempo, o país tem reconhecimento mundial como um polo atraente para tratamentos de reprodução humana. Isso se deve à excelente qualidade dos serviços oferecidos na rede particular e aos custos mais baixos, em comparação com outros lugares.

Nos Estados Unidos, uma pessoa pode gastar cerca de 20 a 25 mil dólares por ciclo em uma FIV, e menos de 20% das grandes empresas oferecem planos de saúde que cobrem os custos do congelamento de óvulos.[60] Entre milhões de mulheres que desejam congelar seus óvulos, apenas uma pequena parcela tem condições financeiras para fazê-lo. Isso significa que não é só a falta de conhecimento que limita a mulher na preservação da sua fertilidade.

Para se ter uma ideia, em países pobres, um único ciclo de tratamento de FIV custa de 50% a 200% do rendimento médio anual da população.[61] Em comparação com mulheres de países mais ricos, as que vivem nesses lugares gastam uma parcela maior da sua renda em tratamentos de infertilidade.

Para nós, como profissionais da saúde, é frustrante ver tantas pessoas lidando com essas barreiras ao buscar um tratamento adequado para construir suas famílias.

DIREITOS REPRODUTIVOS PARA TODOS

Durante um tempo, houve tentativas judiciais para obrigar todos os planos de saúde a cobrirem os custos de tratamentos de reprodução assistida. Porém, sempre nos deparamos com a resolução normativa da Agência Nacional de Saúde Suplementar (ANS), que os desobriga de cumprirem essa função – o que não é o caso quando o procedimento diz respeito à contracepção familiar, como o implante de DIU, coberto pelos planos.[62]

A decisão da ANS é controversa, já que a Constituição Federal destaca, no artigo 226, § 7º, que "o planejamento familiar é livre decisão do casal, competindo ao Estado propiciar recursos educacionais e científicos para o exercício desse direito". Reforçando esses princípios, a Lei nº 9.263, de 12 de janeiro de 1996, estabelece que todos os métodos e técnicas de concepção e contracepção devem ser oferecidos como garantia à liberdade de opção.

Além disso, a infertilidade é uma doença reconhecida pela OMS. Se os planos de saúde reembolsam despesas para o tratamento de outras doenças, por que esta é tratada de maneira diferente? A infertilidade conjugal afeta de 10% a 15% dos casais em idade reprodutiva no mundo. Aqui, a estimativa é de que 8 milhões de pessoas sejam inférteis.[63]

Hoje, no Brasil, só o que alguns planos de saúde cobrem são gastos relacionados à preservação da fertilidade em mulheres que estão passando por tratamento contra o câncer – procedimento que também é oferecido pelo SUS.

Em 2012, foi instituída a Portaria nº 3.149, que reconheceu a necessidade de atendimento especializado para casos de infertilidade, destinando recursos a estabelecimentos de saúde que realizam procedimentos de reprodução assistida, como a FIV, no âmbito do SUS. Entretanto, são poucos os hospitais públicos que disponibilizam tratamentos para todos.

Quando olhamos para o Atlas Europeu de Políticas de Tratamentos em Fertilidade, vemos países como Bélgica, Israel, França e Holanda no ranking de governos que mais oferecem políticas públicas eficientes, facilitando o amplo acesso aos tratamentos e disponibilizando os serviços de modo total ou parcialmente gratuito.[64]

Esse atlas é uma iniciativa promovida pela Fertility Europe, organização que visa influenciar políticas para melhorar o acesso e a qualidade dos cuidados de fertilidade em toda a Europa. Nesses lugares, já existe uma conscientização sobre a importância da saúde reprodutiva. Israel, por exemplo, valoriza a expansão da população e, por isso, destaca-se como o país com maior número médio de ciclos de tratamento de fertilidade por mulher, em comparação com outras nações ricas.

A reprodução humana também é muito popular na Dinamarca, onde cerca de 9% dos bebês são resultado de FIV.[65] O país tem a maior proporção de nascidos vivos pela fertilização e é um grande apoiador dos direitos das mulheres e da família, considerando a fertilidade uma parte essencial de tais direitos.

O Brasil, por sua vez, é líder em número de casos de FIV, inseminação artificial e transferência de embriões.[66] Nos últimos anos, o país superou as expectativas globais em termos de eficácia na FIV, atingindo o percentual de 76% de sucesso. Esse resultado é considerado acima do padrão internacional.

Embora os procedimentos em reprodução assistida não possam ser considerados de baixo custo, nos últimos anos têm se tornado cada vez mais acessíveis. Desse modo, é válido considerar o custo-benefício e tomar a decisão de acordo com a própria realidade financeira e os próprios objetivos.

A qualidade e a excelência das técnicas e do corpo clínico do Brasil aumentaram a confiança das pessoas na reprodução assistida e atraíram pessoas de outros países. Só não recebemos tantos pacientes estrangeiros devido à violência e ao fato de que muitos aqui não falam inglês.[67]

A caminhada pode ser um pouco longa, principalmente no que diz respeito a políticas públicas. Porém, como profissionais da saúde, estamos sempre buscando maneiras de tornar os tratamentos de fertilidade mais econômicos e acessíveis, para que cada vez mais pessoas tenham a chance de realizar o sonho de ter filhos biológicos.

CAPÍTULO 23

"Nunca conseguirei pagar por um tratamento"

No consultório, numa roda de amigos ou num almoço de família, toda vez que ouvimos alguém dizendo que tratamento de fertilidade é algo distante, restrito a famílias mais abastadas, afirmamos que a prática está se tornando cada vez mais presente na sociedade.

Já existem algumas clínicas criadas justamente com o intuito de oferecer protocolos de alta qualidade a preços mais acessíveis. Esse modelo permite que os pacientes recebam um atendimento especializado, seguindo procedimentos eficazes, sem comprometer a excelência.

Essa não é uma conta difícil de fechar: estudos mostram que, para cada ponto percentual de renda média disponível que o preço da FIV diminui, a demanda aumenta em 3%. Isso sugere que clínicas que conseguem reduzir os custos de fato atraem mais clientes. Logo, o baixo custo dos tratamentos pode ser uma vantagem para ambos os lados.[68]

Mesmo entre os médicos, percebemos uma disposição maior em buscar alternativas que possam oferecer taxas de sucesso reprodutivo satisfatórias a custos menores. Por isso, durante a primeira consulta com um especialista em reprodução humana, é fundamental compartilhar com o médico todas as preocupações, inclusive as financeiras, se houver.

ALTERNATIVAS PARA TRATAR A INFERTILIDADE

Descobrir o valor de um tratamento envolve alguns passos importantes. Primeiramente, é necessário realizar consultas médicas especializadas, bem como uma série de exames (de sangue, de imagem e genéticos) para avaliar a saúde reprodutiva do casal e obter um diagnóstico.

Na primeira fase, você precisará se programar para investir em coleta de óvulos, ultrassons, orientação e acompanhamento da equipe médica, manipulação dos gametas (óvulos e espermatozoides) e dos embriões pelo laboratório e pelos embriologistas, centro cirúrgico, médicos anestesistas, equipe de enfermagem e medicamentos.

Em alguns casos, parte desses exames pode ser coberta pelo plano de saúde. Então, se você tem um convênio médico, aproveite ao máximo seus benefícios. Certifique-se de realizar consultas, exames e procedimentos cobertos pelo plano, buscando sempre o reembolso disponibilizado pela seguradora. Esse é um passo fundamental para aliviar os custos associados ao tratamento de fertilidade.

Definido o tratamento adequado, inicia-se a etapa do laboratório de embriologia, seja da própria clínica ou de um serviço terceirizado. Há ainda as despesas relacionadas ao processo da embriologia propriamente dito, que geralmente inclui um procedimento de coleta de óvulos e espermatozoides, sua manipulação e a manutenção posterior, tanto do material coletado quanto dos embriões.

Além dos embriologistas, estão envolvidas nessa etapa as equipes de médicos, de anestesistas e de enfermagem. Na Clínica Mãe, seguimos rigorosamente as normas dos órgãos reguladores para oferecer à paciente o máximo de segurança e qualidade no atendimento.

Para quem não tem convênio médico, o SUS pode ser uma alternativa valiosa. Ginecologistas e urologistas atuam em diversos postos de saúde, oferecendo serviços para avaliar a saúde reprodutiva de mulheres e homens. Esses profissionais podem conduzir check-ups, identificar possíveis problemas e até mesmo iniciar tratamentos.

MEDICAÇÕES COM MENORES CUSTOS

As medicações utilizadas para estimular os ovários e regular o ciclo de indução da ovulação geralmente são administradas por injeção subcutânea (aplicada na barriga). Elas costumam ser comercializadas apenas em distribuidoras voltadas para medicamentos conhecidos como "especiais", o que muitas vezes implica custos elevados.

Em alguns casos de mulheres perto ou acima dos quarenta anos, ou em quadros mais complicados, a dose dessas medicações pode ser maior, ou pode haver necessidade de medicamentos mais complexos, aumentando o valor investido. Porém, essas medicações apresentam uma ampla gama de opções. Enquanto algumas são consideradas mais modernas, baseadas em engenharia genética, outras, mais tradicionais, são igualmente eficazes e têm custos mais acessíveis.

A diferença entre essas opções está na aplicação. Os medicamentos de última geração oferecem mais comodidade, como em dispositivos tipo caneta, os quais são menos complexos e não têm necessidade de diluição. Já os mais antigos e tradicionais, como os disponíveis em ampola, podem exigir uma manipulação um pouco mais complexa, como a injeção manual. É importante ressaltar que, em clínicas sérias, mesmo que a paciente escolha a medicação mais em conta, a equipe médica trabalha para minimizar os desconfortos, com profissionais biomédicos oferecendo todo o suporte durante a aplicação. Esse apoio não apenas reduz o custo do tratamento, mas também torna a jornada mais tranquila e menos intimidadora.

Lembre-se: escolher opções mais acessíveis não significa comprometer a qualidade do tratamento, especialmente quando o acompanhamento médico é adequado.

"MINIFIV": A FIV ACESSÍVEL

A opção de FIV conhecida popularmente como "miniFIV' (mini fertilização in vitro) segue um protocolo de estímulo ovariano baseado na utilização de doses hormonais menores, com o objetivo de oferecer melhor custo-benefício. Ela pode ser recomendada para alguns casos específicos em que a paciente tem uma reserva de óvulos extremamente reduzida e/ou quando se prevê uma menor resposta após a coleta de óvulos (de um a quatro óvulos, no máximo). Geralmente esses protocolos são propostos após uma ou mais tentativas com os chamados "protocolos tradicionais", com doses plenas, sem sucesso.

A miniFIV é uma técnica recente na reprodução humana, desenvolvida pelo médico japonês Osamu Kato. Alguns estudos defendem que ela pode, em alguns casos, resultar em óvulos de melhor qualidade, ainda que em menor número.

Por utilizar menores quantidades de medicamentos e, muitas vezes, protocolos de medicação predominantemente por via oral, no lugar de hormônios injetáveis, seu custo é, em média, de 30% a 50% menor que a FIV tradicional. Além disso, como a quantidade esperada de óvulos é menor, em geral não há despesas com o congelamento de embriões excedentes.

É importante ressaltar que, embora a miniFIV tenha taxas de sucesso semelhantes às da FIV, pela literatura e prática médica, raramente é utilizada como primeira opção, uma vez que protocolos tradicionais de dose plena podem – e devem – ser tentados em todas as pacientes buscando o maior número de óvulos possível por coleta.

DOAÇÃO COMPARTILHADA DE ÓVULOS

Já tratamos brevemente dessa prática aqui: no programa de doação compartilhada de óvulos, a doadora fornece parte dos seus óvulos saudáveis para uma mulher ou um casal, que, em contrapartida, contribui financeiramente para o tratamento da doadora.

Respaldada pelo Conselho Federal de Medicina, a prática oferece uma alternativa mais econômica para mulheres que enfrentam desafios financeiros durante o tratamento de fertilidade.

Certa vez, uma paciente interessou-se pela ideia de ser doadora, mas ficou reticente, com medo de que doar seus óvulos lhe trouxesse a sensação de estar "doando seus filhos". Ao ponderar sobre o assunto, ela mergulhou nos sentimentos que cercam a maternidade e reconheceu a complexidade do vínculo entre uma mãe e seus filhos. Essa paciente entendeu que a doação de óvulos é um ato de solidariedade e que, assim como na doação de esperma, não há conexão parental entre o gameta e a doadora.

O apoio mútuo entre ela e sua doadora foi além do aspecto financeiro. Criou-se uma conexão especial entre elas, baseada na generosidade e na compreensão dos desafios que cada uma enfrentava.

O processo foi conduzido por profissionais de saúde dedicados, garantindo o cuidado e a segurança em cada etapa. Assim, mesmo com recursos limitados, a doadora conseguiu tornar possível o congelamento dos seus óvulos.

UMA ESPERANÇA CHAMADA SUS

Embora, como dissemos, sejam poucos os hospitais públicos que disponibilizam tratamentos de fertilidade para todos, o sus pode ser uma esperança para quem não tem condições financeiras de recorrer a uma clínica particular. Nos centros credenciados, é possível encontrar tratamentos gratuitos de reprodução assistida, como indução da ovulação, coito programado e injeção intracitoplasmática de espermatozoides, além de procedimentos de alta complexidade, como fertilização in vitro e inseminação artificial.

Para agendar um tratamento pelo sus, primeiramente é necessário procurar um posto de saúde – AMA, AMES ou UBS – para fazer uma avaliação médica inicial. Como as UBS não oferecem serviços de reprodução assistida, o médico da unidade deverá encaminhar a mulher ou o casal para um centro especializado, como um Ambulatório Médico de Especialidades (AME) ou outro centro de referência.

De 181 Centros de Reprodução Humana Assistida (CRHAS) espalhados em todo o país, quatro são estritamente vinculados ao sus e oferecem tratamento para infertilidade totalmente gratuito. Nos demais, a paciente precisa custear as medicações ou contribuir com alguma ajuda de custo ao laboratório.

Isso significa que, mesmo com o tratamento gratuito, alguns medicamentos de alto custo ou técnicas laboratoriais mais complexas podem não ser fornecidos. Então, logo na primeira consulta, é importante que a mulher ou o casal certifique-se da quantia que poderá ter de gastar ao final da jornada.

A partir da primeira consulta, o casal deverá seguir todos os passos já descritos, ou seja, realizar exames para identificar a causa da infertilidade e determinar o melhor tratamento.

Para atender aos requisitos, é preciso ter o diagnóstico de infertilidade realizado por um serviço vinculado ao sus, após tentativas naturais por pelo menos dois anos, e a mulher estar dentro da faixa etária de 18 a 38 anos (eventualmente 40 anos). A porta de entrada para esses serviços sempre deve respeitar as vias do sus, ou seja, serviços primários, secundários e terciários da rede pública de saúde. Dessa forma, uma paciente não pode procurar diretamente esses serviços, precisa ser encaminhada via posto de saúde. Vale ressaltar que cada hospital pode também ter algumas regras específicas, por isso é importante alinhar-se a cada um desses serviços desde o início do processo.

Listamos a seguir alguns centros que fazem tratamentos parcial ou totalmente gratuitos.[69]

PARCIALMENTE GRATUITO

SÃO PAULO:

- Hospital São Paulo da Universidade de São Paulo (não tem fila de espera, mas os medicamentos não são cobertos pelo SUS)

PORTO ALEGRE:

- Hospital de Clínicas de Porto Alegre
- Hospital Fêmina

BELO HORIZONTE:

- Hospital das Clínicas da Universidade Federal de Minas Gerais

GOIÂNIA:

- Hospital das Clínicas da Universidade Federal de Goiás

TOTALMENTE GRATUITO

SÃO PAULO:

- Hospital Pérola Byington (válido somente para quem está em tratamento contra câncer)
- Hospital das Clínicas da Universidade de São Paulo (na capital e em Ribeirão Preto)

BRASÍLIA:

- Hospital Materno Infantil de Brasília

NATAL:

- Maternidade Escola Januário Cicco, da Universidade Federal do Rio Grande do Norte

COMO SE ORGANIZAR FINANCEIRAMENTE

Organizar as finanças para realizar um tratamento de fertilidade é uma etapa importante da jornada. Assim como quando planejamos outras grandes realizações, por exemplo, a viagem dos sonhos ou a compra de uma casa, é necessário tratar essa questão com disciplina e um cuidadoso planejamento financeiro no longo prazo.

Muitas pessoas acabam se endividando no meio do caminho por confiarem que uma única tentativa será suficiente. No entanto, como vimos, as etapas dos procedimentos são imprevisíveis. Se, por um lado, é de fato possível engravidar na primeira tentativa, por outro, algumas mulheres realizam o sonho na quinta tentativa, e cada uma tem seu custo.

Junto da organização financeira, é importante que médico e paciente busquem o método mais eficiente em termos de custo-benefício. Por exemplo, se uma mulher já está fora da idade reprodutiva, a qualidade dos seus óvulos pode dificultar uma gravidez bem-sucedida, de modo que, se ela optar pela FIV, podem ser necessárias várias tentativas, o que aumenta os custos. Nesse caso, optar por uma ovodoação pode ser mais vantajoso, uma vez que esse procedimento oferece uma taxa de sucesso mais alta, possivelmente eliminando a necessidade de um segundo investimento.

No caso do congelamento de óvulos, é preciso considerar por quanto tempo a mulher pretenderá mantê-los armazenados. Nesse caso, é possível tanto juntar o dinheiro antes do procedimento quanto ir usando parte da renda todos os anos. Para evitar contrair dívidas, o ideal é ter o valor guardado, o que pode compensar ainda mais se esse dinheiro ficar investido antes do procedimento e ao longo dos anos seguintes.[70]

Um benefício que muitas pessoas não conhecem é o abatimento fiscal do imposto de renda (IR). Tratamentos médicos, incluindo aqueles relacionados à reprodução humana, podem ser apresentados na declaração do IR para restituição de parte do valor pago à Receita Federal, o que frequentemente proporciona um alívio financeiro significativo.

UMA ESCOLHA QUE VALE A PENA

Congelar óvulos enquanto ainda se está na idade reprodutiva pode ser uma estratégia inteligente para mulheres que desejam ter a opção de engravidar mais tarde. O motivo para isso é que, embora implique um pagamento anual de armazenamento, reduz os desafios e custos associados a uma gravidez em idade avançada.

Ainda que seja difícil visualizar os benefícios do investimento quando você ainda não precisa desses óvulos, essa decisão é uma forma de garantir que, se surgirem dificuldades para engravidar naturalmente no futuro, essa opção estará disponível. Se você não precisar dela, melhor ainda: assim como acontece com um seguro que não precisamos acionar, não se trata de um dinheiro perdido.

Atualmente, algumas empresas, como Meta, Google, entre outras, já oferecem congelamento de óvulos e benefícios que ajudam a custear os tratamentos de fertilidade. Afinal, não é só o governo que tem a responsabilidade de criar um ambiente em que as mulheres possam equilibrar carreira e maternidade. A sociedade também faz parte disso.

Se o objetivo é construir uma família, sempre vale a pena lutar – seja no âmbito público, privado ou individual.

CAPÍTULO 24

O desejo de ser mãe e a fonte inesgotável de esperança

"Ese eu não conseguir ter filhos?", "Até onde minha força de superar as dificuldades consegue ir?", "Será que estou no caminho certo?", "A quantos ciclos de FIV devo me submeter?", " Por quanto tempo devo tentar?", "E se eu for obrigada a desistir?"

Não há uma só resposta para todas essas perguntas – muitos fatores influenciam o sucesso da fertilização ou o abandono dela. Tudo pode depender do tempo que as pacientes e seus parceiros ou parceiras estão dispostos a esperar e do nível de estresse ao qual estão submetidos. Em tratamentos de reprodução humana, um dos principais fatores que pode levar o paciente a desistir é o psicológico.

Contudo, é importante saber que, de um jeito ou de outro, na maioria das vezes, o desejo da maternidade acaba acontecendo.

Na reprodução humana, a taxa de sucesso depende radicalmente da qualidade, sobretudo do embrião. Porém, mesmo analisando esse embrião e constatando que ele é normal em relação aos cromossomos, muitas vezes não se tem informações detalhadas sobre todos os seus genes, para poder afirmar com absoluta certeza que ele é saudável. Além disso, cada mês é único, e o útero também pode apresentar variações.

As pessoas costumam pensar que casos considerados "mais leves", como mulheres abaixo dos 35 anos, demoram menos para serem resolvidos, mas isso nem sempre é verdade. Se um casal jovem procura uma clínica porque não engravidou em um ano, é possível que haja entraves leves que podem ser corrigidos com facilidade. O especialista pode sugerir que tentem um pouco mais, considerando o período fértil, ou então recomendar um remédio simples, enquanto relaxam e aproveitam a vida. E engravidar naturalmente, mesmo que seja a melhor opção, pode levar muito tempo para acontecer...

Como já explicamos em capítulos anteriores, a taxa de fertilidade mensal humana não ultrapassa os 30%. Por essa razão, em um casal sem fatores de risco que esteja tentando engravidar, aguarda-se de seis meses até um ano de tentativas para iniciar os exames para o diagnóstico de infertilidade. Assim, na prática clínica sempre tentamos colocar o casal em uma taxa de gravidez próxima ao natural, ou seja, na idade que a mulher está no momento que iniciamos o tratamento.

Se o casal não tiver fatores de risco conhecidos e a paciente tiver menos de 35 anos, por exemplo, alguns meses de tentativas com tratamentos menos complexos, como coito programado ou inseminação intrauterina, podem ser propostos. Agora, se a situação estiver no meio-termo ou no limite, isto é, se a taxa natural por ciclo já for 15% a 10% ou menos, continuar tentando naturalmente pode significar perder um tempo muito precioso – ou até agravar o problema, caso a paciente já tenha a reserva ovariana muito comprometida. Vale a tentativa, mas não por muito tempo. Em certos casos, optar por FIV é a melhor opção.

Em situações mais complicadas, como em mulheres com falência ovariana avançada ou menopausa instalada, a única alternativa pode ser a doação de óvulos. É claro que esse diagnóstico nem sempre é facilmente aceito, e não é incomum que, mesmo sabendo das baixas probabilidades (que podem chegar a 1% ou menos), a mulher opte pelo tratamento com seus próprios óvulos – e ela tem todo o direito de decisão, desde que não traga nenhum malefício para sua saúde ou a do bebê. No entanto, a ovodoação, nesses casos, certamente apresenta maiores taxas de sucesso.

Quaisquer que sejam as possibilidades, elas devem ser amplamente discutidas entre paciente e equipe médica, que tomarão a melhor decisão em conjunto.

Às vezes, vemos casais que, pelo histórico e pelos exames, têm uma alta probabilidade de engravidar, mas já desistem após uma tentativa malsucedida. A frustração por não conseguirem engravidar, mesmo com ajuda, é tão grande, que não é raro sentirem culpa e impotência, e acreditarem que não existe nenhuma possibilidade de engravidarem no futuro.

Nossa sugestão é nunca tomar decisões precipitadas, principalmente depois de receber uma notícia negativa. Às vezes, descansar entre um ciclo e outro é essencial, mas lembre que "descansar" não significa desistir. O tratamento de fertilidade envolve um sonho de vida, e uma tomada de decisão por impulso poderá causar impactos significativos. É preciso ter calma e pensar racionalmente para conseguir atravessar essa jornada da melhor maneira possível.

Não aconselhamos basear-se no tempo que conhecidos ou outros casais levaram para conseguir engravidar, pois cada corpo é único. Da mesma forma, se uma mulher faz um ultrassom e descobre que tem dez óvulos, e então ouve de uma amiga que ela tem vinte, isso não é motivo para ansiedade ou aflição, pois os ciclos e os organismos são únicos. Cada ultrassom pode mostrar números diferentes, e isso não significa que um seja melhor que o outro ou que essa ou aquela mulher terá maior ou menor probabilidade de engravidar. Os exames devem ser interpretados individualmente e de acordo com uma série de parâmetros e variáveis. Números, por si só, não querem dizer tudo.

Aqui vale lembrar, mais uma vez, que a quantidade de óvulos nem sempre está relacionada à idade e que é sua qualidade que determinará o sucesso da concepção.

Apesar de haver estatísticas, não há regras quando se trata da jornada para a maternidade. Mesmo que, por algum motivo, seja preciso desistir de um método, lembre-se de que isso não representa o fim da história. Há outros caminhos, outras possibilidades que podem levar ao tão sonhado final feliz.

LIDANDO COM O INESPERADO

É compreensível que, quando algo não corre como o esperado em alguma etapa do tratamento, como a transferência, a retirada ou a coleta de óvulos, a mulher ou o casal precise de um tempo para se recuperar, tanto financeira quanto psicologicamente. Ao lado deles, os profissionais da saúde devem ter empatia, respeito, tranquilidade e, o mais crucial, abordar o tratamento com acolhimento, para que não cause mais traumas. Se a paciente tem medo das injeções e dos hormônios, pode ser necessário usar quantidades menores; se ela sentiu dores durante o estímulo ovariano, é preciso tratar a dor ou conduzir esse processo de forma mais suave. Cada detalhe faz diferença nesse momento de tanta vulnerabilidade emocional.

Infelizmente, muitas mulheres foram – e ainda são – injustiçadas pela falta de informação e aconselhamento dos próprios profissionais de saúde. Alguns médicos podem presumir, por exemplo, que, só porque a mulher é casada, ela tem planos de ser mãe, sem perguntar sobre seus planos de carreira, sua vida no trabalho, se e quando ela gostaria de engravidar.

No entanto, há situações em que, mesmo com o alerta do médico sobre a importância de se planejar para uma eventual decisão futura, algumas mulheres não se convencem. Muitas ainda se prendem à ideia de que são jovens, acreditam que engravidarão facilmente no primeiro mês, se tentarem durante o período fértil. Imaginam que ter filhos é natural e que acontecerá assim que o desejarem.

Mulheres que pensam assim em geral são pessoas que sempre tiveram o controle sobre a própria vida e podem apresentar personalidades mais fortes e complexas. São independentes, empoderadas e donas das suas decisões. Assim, quando, de repente, elas compreendem que a situação pode não estar sob seu controle, que ter um filho biológico de forma natural depende de inúmeros fatores, podem ficar extremamente abaladas – e talvez até se recusar a aceitar a realidade.

Estudos mostram, inclusive, que muitas mulheres jovens também precisam de doação de óvulos. Os motivos são diversos: fatores genéticos, falência ovariana precoce, doenças, tratamentos como quimioterapia, entre outros. Além disso, há histórias de casais que levaram tempos diferentes para engravidar do primeiro e do segundo filho.

É por isso que dizemos que engravidar é como um quebra-cabeça: às vezes é fácil de montar, mas também pode ser um enorme desafio. Isso acontece porque, como seres humanos, não somos naturalmente muito férteis. Como dissemos mais cedo neste livro, para um casal jovem e saudável, a chance de engravidar a cada mês é de mais ou menos 25%. Essa não é uma taxa muito alta.

Por outro lado, há casais que chegam para uma primeira consulta na clínica já desanimados, com pouca esperança, após passar por vários tratamentos em diferentes lugares. Eles trazem consigo experiências anteriores e uma bagagem emocional pesada de não aceitação e, por vezes, sentimento de revolta. Em várias dessas situações, estão ali em um último esforço ou por influência de amigos.

Geralmente, o caso desses casais é considerado mais difícil, com uma chance de sucesso pequena. Por outro lado, os pacientes já começam o tratamento com as expectativas alinhadas, o que é a base do trabalho mútuo entre médico e paciente. Se as expectativas do paciente são realistas, o processo flui de maneira mais tranquila, mas se estiverem muito acima da realidade, o tratamento causará frustração. Faz parte do trabalho do médico deixar claro que não existe milagre.

É comum, por exemplo, nós nos depararmos mulheres que se curaram de um tumor, mas ficaram inférteis em decorrência da quimioterapia. Geralmente, perfis assim tendem a enfrentar o tratamento de reprodução humana de maneira mais serena, pois já passaram por algo mais desafiador. Casais que já superaram um problema grave de saúde têm uma compreensão maior sobre a fragilidade da vida e a importância de cada vitória. Cada passo positivo, por menor que seja, merece ser celebrado.

Ao longo da jornada, é importante valorizar as coisas boas que temos no momento, agradecer por ter a oportunidade de receber um tratamento, de estar vivo para ir atrás dos sonhos e de ter um parceiro, uma parceira, um amigo ou um familiar que está do nosso lado nos apoiando. Às vezes, deixamos de enxergar as pequenas e significativas coisas que fazem diferença nessa jornada. Sabemos que a infertilidade é capaz de causar muita tristeza, mas devemos praticar constantemente o ato de enxergar o copo cheio – isso também é saúde.

Manter-se saudável não é apenas cuidar do corpo, do sono e da alimentação. Também envolve exercitar constantemente a prática de questionar e fornecer apoio a si mesmo ao se deparar com um acontecimento negativo.

AVANÇOS

Não há dúvidas de que a medicina reprodutiva no Brasil e no mundo evoluiu bastante e tem alcançado patamares cada vez mais elevados. Hoje existem mais clínicas de qualidade, o que significa mais mulheres realizando o sonho da maternidade.

Em alguns lugares, o trabalho é focado no controle rigoroso de dados. Mensalmente, temos acesso aos KPIs, isto é, indicadores-chave de desempenho que mostram as taxas fertilização e as de gravidez a cada tentativa de transferência de embrião para o útero, assim como a porcentagem de ciclos que formaram blastocistos.

Fazemos essa análise observando as taxas de gravidez em diversas incubadoras, registradas por diferentes médicos e especialistas de laboratório. Esses dados são essenciais para que profissionais da saúde operem tecnicamente de maneira correta, consigam identificar áreas de melhoria, aperfeiçoem procedimentos e avaliem qualquer mudança proposta em congressos.

No entanto, a parte mais desafiadora para esses profissionais não é essa, mas, sim, lidar com as pessoas e comunicar informações da forma mais humana possível. É por isso que espaços de debate como o que propomos com este livro são tão importantes.

Com o tempo, os profissionais estão aprendendo a abordar esse assunto de maneira mais madura, entendendo que de nada servirão dados técnicos robustos, se a paciente não estiver com a mente saudável. Isso, somado ao alinhamento com o parceiro e o apoio de um bom especialista, é crucial para o sucesso do tratamento.

Assim, a forma como o médico fornece informações e o suporte emocional que dá à paciente, mostrando dificuldades que poderá encontrar e possíveis soluções, são fundamentais. A comunicação é a chave, e essa não é uma habilidade simples: para ser sincero, alinhar as expectativas e cuidar do emocional, é preciso estar atento ao tom e ao momento certo de transmitir certas informações.

Mais uma vez: cada paciente é única. É importante valorizar histórias individuais, pois isso cria uma abordagem mais humana. Além disso, a equipe multidisciplinar, que deve ser composta por profissionais da biologia, da enfermagem, da clínica médica, da secretaria e da psicologia, deve trabalhar em conjunto para criar um ambiente positivo e acolhedor.

A RELAÇÃO COM OS BEBÊS

No presente, podemos dizer que cada vez mais casais conseguem realizar o sonho de ter um bebê, e a ovodoação contribuiu muito para isso. De início, aceitar que é praticamente impossível engravidar com os próprios óvulos pode ser difícil para algumas mulheres, então elas procuram várias clínicas em busca de outra solução, até compreenderem que, de fato, a única alternativa é mudar o caminho escolhido.

Entretanto, a ideia de que a genética determina tudo não é verdadeira. Não há garantia de amor baseada em laços genéticos. A história de Jéssica é um exemplo disso. Ela sonhava em ser mãe, mas percebeu que seus próprios óvulos não permitiam que engravidasse. Sua última esperança foi a ovodoação. No início, ela hesitou, mas logo percebeu que, se seu desejo era engravidar e ter um filho, então ela faria o que fosse necessário para alcançar esse objetivo. Além disso, sabia que ser mãe vai além das questões biológicas.

Muitas mulheres nessa situação já se questionaram se amariam seu filho, apesar de ele não ter o mesmo DNA. É compreensível que essa dúvida apareça em algum momento e possa causar certo desconforto. Porém, ao observar a alegria dos casais antes e depois do nascimento do bebê, percebemos que o fato de os óvulos terem sido doados é irrelevante, frente ao amor incondicional dos pais. O que vemos é uma família feliz e completa.

Da mesma maneira que não existem diferenças no desenvolvimento entre crianças concebidas naturalmente e por tratamentos de reprodução assistida, diversas pesquisas mostram que não há diferenças significativas no desenvolvimento psicológico e neurológico entre crianças concebidas por ovodoação, congelamento de óvulos ou fertilização in vitro.[71] O que vemos, sim, é que os casais que passam por tratamentos acabam enfrentando uma gravidez mais bem-planejada e tendem a valorizar mais seus filhos.

VOCÊ NÃO ESTÁ SOZINHA

A infertilidade sempre fez parte da vida humana. Ao longo da história, em diferentes épocas e culturas, a humanidade testemunhou inúmeros casos delicados de casais que não conseguiam engravidar. Muitas mulheres que enfrentam esse desafio chegam ao consultório imaginando: "Deus não quer que eu engravide". Nossa resposta é sempre a mesma: "Se Deus não quisesse, toda essa equipe de profissionais da saúde não estaria aqui, lutando, apoiando e fazendo o possível para ajudar milhões de mulheres a engravidar". Tudo pode estar nas mãos de um ser divino, mas também temos nosso livre-arbítrio para tomar decisões responsáveis.

A medicina procura reduzir o sofrimento, e a reprodução humana busca trazer alegria ao formar famílias. Acreditamos profundamente no valor das diversas constituições familiares como base para um mundo melhor. A jornada para a maternidade e a paternidade revela muito sobre o amor que uma mãe e um pai podem sentir por alguém que ainda não conhecem. Esse desejo é verdadeiro e geralmente não está ligado a pensamentos superficiais e egoístas, como querer um filho apenas para ter com quem contar na velhice.

É o que Rafaela sempre defendeu. Como vimos, ela optou por congelar seus óvulos, para que só se tornasse mãe quando sentisse esse desejo naturalmente, no momento certo e com a intenção certa de querer dar vida a uma pessoa, ajudá-la a crescer e a se tornar um ser humano que contribuísse para um mundo melhor.

Mesmo que você ainda esteja no início dessa jornada, não tenha medo de não conseguir engravidar. Não sofra por antecipação. Tenha em mente que há diversas formas de ser mãe, e o amor por um filho pode se manifestar de diferentes maneiras. É normal querer controlar as coisas na nossa vida, como planejar e traçar estratégias para evitar surpresas, e você não está errada em querer fazê-lo. Quando Fabiana estava no início do tratamento, ela costumava compartilhar com a psicóloga suas preocupações sobre o que faria se o processo de se tornar mãe não desse certo. Ela considerou a possibilidade de fazer um curso, praticar uma atividade nova, começar a estudar algo diferente, fazer uma viagem.

Apesar de nenhuma dessas coisas preencher o lugar da maternidade, ela sentia que precisava de um "plano B", de uma certeza na qual se agarrar, pois o tratamento de fertilização não oferecia nenhuma garantia. Mesmo que seguisse todas as recomendações médicas, o resultado ainda estaria fora do seu controle.

Felizmente, no final, a gestação foi um sucesso, e o que no início seria uma "maternidade solo" acabou virando uma parceria entre ela e sua companheira, que posteriormente assumiu o papel de mãe.

O que Fabiana aprendeu é valioso para todos nós: há momentos em que precisamos aceitar a incerteza e confiar no processo. Ao tentar ter controle sobre tudo, podemos nos sentir mais seguros, mas a realidade é que algumas coisas estão além do nosso domínio. No caso da maternidade, isso é ainda mais evidente. Fabiana descobriu que cuidar da sua mente e da sua saúde era a única forma de se proteger diante das possíveis dificuldades.

Aprender a lidar com as incertezas também nos prepara para amar alguém que, além de não estar mais sob nossa proteção física, não atenderá a todas as nossas expectativas. Esse amor envolve aceitar a pessoa como ela é, mesmo que seja diferente do que esperávamos, pois nem tudo acontece como queremos. Essa é uma boa lição sobre a importância de conviver com a diversidade.

Como vimos no começo do livro, Daniela enfrentou muitas notícias negativas até chegar à tão sonhada maternidade. Durante o tratamento, ela decidiu encarar essa jornada de maneira mais positiva, compreendendo que o medo faz parte da vida de qualquer mãe. Ainda durante a gestação, já sabia que, quando a criança nascesse, outros medos, dores e desafios surgiriam, e que deveria enfrentar um por vez – cada medo no seu tempo certo.

Para todas essas mulheres, a estrada é sinuosa e cheia de obstáculos, mas cada uma está determinada a continuar, no seu tempo e à sua maneira. No fundo, acreditam que, de alguma forma, a maternidade fará parte da sua história. Assim, mesmo que essa jornada seja dolorosa e desafiadora, elas não vão desistir do sonho de segurar um bebê nos braços e ver aquele sorriso inocente. No final, é o amor que sentem por esse futuro filho que as impulsiona a seguir em frente.

BÔNUS

Como escolher a clínica ideal

Encontrar a clínica ideal de reprodução humana é uma etapa importante para quem busca realizar o sonho de ter um filho. Aqui estão algumas dicas simples, que podem ajudar na escolha da clínica certa para você.

1. PESQUISA E RECOMENDAÇÕES

Inicie sua busca pesquisando clínicas de reprodução humana na sua cidade ou região. Peça recomendações a amigos, familiares ou profissionais de saúde confiáveis.

Como hoje vivemos num mundo digital, você pode também buscar algumas informações na internet. Use essa ferramenta para conhecer melhor as clínicas e o corpo clínico. Veja o site, leia os textos, acompanhe as redes sociais e busque opiniões de quem já fez o tratamento e tem experiência com a clínica.

2. CREDIBILIDADE E EXPERIÊNCIA

Verifique a credibilidade da clínica, sua reputação e a experiência dos profissionais envolvidos. Veja onde concluíram a faculdade de medicina, a residência médica, a especialização, se têm título de especialista na área de reprodução humana, se são membros de sociedades científicas, como a Sociedade Brasileira de Reprodução Assistida (SBRA), a Sociedade Americana de Medicina Reprodutiva (ASRM), a Sociedade Brasileira de Reprodução Humana (SBRH) e a Sociedade Europeia de Medicina Reprodutiva e Embriologia (ESHRE).

O Currículo Lattes dos profissionais também está disponível na internet. Nele você consegue obter informações importantes sobre a formação acadêmica e científica deles.

Além disso, veja se a clínica tem certificações e licenças adequadas. Isso pode ser consultado na Rede Latino-Americana de Reprodução Assistida (Redlara), uma instituição que reúne diversas clínicas e centros especializados em reprodução assistida da América Latina.

3. AVALIAÇÃO DAS INSTALAÇÕES

Faça uma visita à clínica para avaliar as instalações, a higiene e o ambiente. Converse com a equipe e sinta-se à vontade para fazer perguntas sobre os procedimentos.

A Anvisa normatiza diversos aspectos dos serviços médicos. Essas autorizações sempre estão disponíveis para os pacientes, e devem estar em dia. Você pode perguntar sobre como estão as normas da Anvisa no serviço escolhido.

Um ambiente agradável e acolhedor tornam a jornada mais leve, mas lembre-se: muitos locais são impecáveis esteticamente; mas a equipe médica não apresenta formação ou experiência suficientes. A velha premissa de "que vê cara não vê coração" é sempre válida.

4. TECNOLOGIA E MÉTODOS UTILIZADOS

Observe quais tecnologias e métodos são utilizados pela clínica. Questionamentos como resultados nas taxas de gestação da equipe, experiência dos embriologistas, equipamentos modernos e de qualidade, e transparência são requisitos básicos em qualquer serviço de reprodução humana.

5. ANÁLISE DAS TAXAS DE SUCESSO

Verifique as taxas de sucesso da clínica, que são reportadas pela Redlara, especialmente para o procedimento específico que você está considerando. Entenda como essas taxas são calculadas e se são transparentes.

6. ATENDIMENTO HUMANIZADO

Dê importância ao atendimento humanizado e individualizado.

O modo como for conduzida a primeira consulta será muito importante para sua decisão. Como toda consulta médica, ela deverá contar com a história clínica detalhada dos pacientes e o exame físico, geralmente um ultrassom transvaginal para avaliação inicial do útero e dos ovários. Tudo isso, é claro, deve ser realizado de modo humanizado e acolhedor.

Nessa visita inicial, o profissional já poderá orientar sobre todas as opções de tratamento, a taxa de sucesso de cada procedimento, tecnologias cientificamente comprovadas, bem como possíveis complicações – tudo com base em evidências científicas atualizadas. O planejamento e a individualização do tratamento são fundamentais, pois cada paciente tem particularidades que exigem estratégias específicas.

Informe-se se a clínica realiza todos os exames exigidos pela Anvisa, por exemplo, as sorologias obrigatórias. Essa prática aumenta a qualidade e a segurança do tratamento.

7. DISPONIBILIDADE E ACESSIBILIDADE

Considere a localização da clínica e a facilidade de acesso para consultas e procedimentos.

8. CUSTOS E TRANSPARÊNCIA FINANCEIRA

Entenda os custos envolvidos e a política de pagamento da clínica. Procure transparência nas informações financeiras, evitando surpresas desagradáveis. Avalie a disponibilidade da equipe para responder às suas dúvidas e oferecer suporte.

9. AVALIAÇÕES DE PACIENTES

Escolha uma clínica em que as pacientes se sentem ouvidas, respeitadas e apoiadas emocionalmente durante todo o processo. Muitas fazem relatos, avaliações e depoimentos dos médicos e dos tratamentos em redes sociais, mas vale contar também com indicações diretas de conhecidos. Isso pode fornecer *insights* valiosos sobre a experiência de outras pessoas nesse local.

O tratamento da infertilidade pode ser um momento muito delicado. São muitas expectativas, frustrações, questionamentos, ansiedades, além de um investimento emocional e financeiro alto. Dessa forma, é fundamental pesquisar com antigos pacientes se o espaço e o profissional oferecem um atendimento humanizado, empático e acolhedor em todas as etapas da jornada.

Vale a pena optar por clínicas e especialistas que considerem não só as características científicas e técnicas, mas também os aspectos emocionais e individuais do tratamento de fertilização, fornecendo suporte psicológico e mostrando-se acessíveis para tirar dúvidas sempre que necessário.

É importante que a clínica colabore para que essa etapa da vida seja vivida com mais tranquilidade, parceria e confiança.

10. INTUIÇÃO

Confie na sua intuição. Se algo não parece certo, não hesite em explorar outras opções. Essa é uma jornada pessoal e única, então escolha uma clínica na qual você confie e se sinta confortável.

BÔNUS

Cuidados

CUIDANDO DIARIAMENTE DA SAÚDE

O sucesso da gravidez, seja de forma natural ou por meio de reprodução assistida, não depende apenas da idade da mulher e do avanço tecnológico. A saúde física, de maneira geral, desempenha um papel fundamental, principalmente no que se refere a prevenção e cuidados básicos.

Alguns hábitos, como fumar, consumir álcool em excesso, ter uma alimentação desequilibrada, não se prevenir contra DSTs e não realizar exames regulares, são práticas evitáveis que contribuem para a infertilidade. Nesses casos, a conscientização sobre a prevenção se faz necessária. Informação é poder e, quando se trata de prevenção, pode fazer toda a diferença na jornada para construir uma família.

"HORA H": A HORA DE SE PREVENIR

Há uma ideia equivocada de que o uso de preservativo ou outros métodos de contracepção diminui o prazer durante o sexo. Algumas pessoas acreditam ainda que apenas aqueles que têm múltiplos parceiros sexuais precisam de métodos de proteção. Há também aquelas que, embora defendam o uso de preservativos, não costumam pedir para o parceiro usá-los por vergonha.

Segundo um levantamento da Pesquisa de Comportamentos e Atitudes e Práticas do Ministério de Saúde, o uso de preservativo está diretamente relacionado ao tipo de relacionamento, sendo 50% maior quando o parceiro é casual.[72]

A confiança no companheiro é importante, mas não elimina o risco de contrair DSTs. Vale lembrar que algumas infecções podem ser assintomáticas, ou seja, uma pessoa pode ser portadora de uma DST sem saber.

Como nas situações listadas aqui, o risco de contrair essas doenças é, muitas vezes, subestimado. No entanto, bastam alguns minutos de sexo desprotegido para que se tenha uma gravidez indesejada ou uma infecção que comprometa a saúde e, em especial o sistema reprodutivo – nesses casos, o útero e as tubas uterinas costumam ser os órgãos mais afetados.

Mais do que riscos imediatos para o corpo, como dor e desconforto, essas infecções podem ter impactos no longo prazo e, inclusive, afetar a fertilidade. Os processos infecciosos são responsáveis por 25% das causas de infertilidade, sendo 15% em mulheres e 10% em homens.[73]

No caso das mulheres, algumas infecções, como a clamídia e a gonorreia, podem causar danos às tubas uterinas resultantes da doença inflamatória pélvica (DIP). Essas estruturas são essenciais para o transporte dos óvulos do ovário até o útero, onde a fertilização ocorre. Se as tubas uterinas estão danificadas, o processo de fertilização fica comprometido, levando a dificuldades para engravidar.

Nos homens, a gonorreia grave faz com que os dutos que transportam o esperma dos testículos para fora do corpo evoluam com um processo infeccioso crônico, que pode causar a sua obstrução. Isso os incapacita de conduzir o sêmen adequadamente na hora da concepção.

Em ambos os sexos, a sífilis causa lesões e inflamações nos órgãos genitais, como feridas (as úlceras sifilíticas) que, além de causarem infertilidade, aumentam o risco de contrair outras DSTs, como o HIV.

É importante lembrar que, embora nem todas as DSTs causem infertilidade e nem todas as infecções resultem em danos permanentes, a falta de diagnóstico precoce e de tratamento (ou o tratamento inadequado) agrava os quadros de saúde dos portadores, com impactos no seu potencial reprodutivo.

A prevenção é a melhor estratégia para evitar as consequências das DSTs. Use preservativos em relações sexuais, faça exames regulares e busque tratamento imediatamente, em caso de diagnóstico positivo.

CIGARRO, ÁLCOOL E OUTRAS DROGAS

O tabagismo, o consumo excessivo de álcool e o uso indevido de outras substâncias, incluindo medicamentos, são praticamente veneno para a fertilidade, e é surpreendente como suas consequências são subestimadas na nossa cultura.

Na atualidade, é consenso que o fumo faz mal à saúde. Há uma maior conscientização sobre seus males do que décadas atrás, quando era permitido fumar em locais fechados e havia até propagandas de marcas de cigarro. Contudo, ainda assim, o tabaco continua matando.

Segundo a OMS, todo ano ocorrem mais de 8 milhões de mortes ligadas ao tabagismo.[74] E ele não é só responsável por causar câncer e doenças pulmonares e cardiovasculares, como é de conhecimento geral, mas também por contribuir para a infertilidade de homens e mulheres, incluindo fumantes passivos – aqueles que convivem diariamente com quem fuma.

A Sociedade Americana de Medicina Reprodutiva afirma que fumantes têm três vezes mais chances de se tornarem inférteis do que não fumantes. Mulheres que fumam um maço de cigarro por dia têm a fertilidade reduzida em 25%, e de todos os diagnósticos de infertilidade feminina, 13% têm como causa o cigarro.[75] Em alguns casos, o fumo acelera a menopausa.

A hipótese mais aceita é de que exista uma interação de alguns componentes químicos do cigarro que reduz a quantidade e a qualidade dos óvulos, altera a motilidade das tubas uterinas e danifica a função ovariana.

Além disso, o hábito de fumar pode aumentar as chances de aborto e gravidez ectópica. Mesmo que a mulher engravide, ela pode enfrentar sérios problemas durante a gestação, correndo risco de insuficiência placentária (a placenta não funciona adequadamente, levando menos sangue ao bebê).[76]

Considerando todos esses fatores, mulheres fumantes podem ter menos chance de sucesso nos tratamentos de reprodução assistida. Com isso, acabam precisando se submeter a mais tentativas e a maior quantidade de hormônios para a estimulação ovariana, já que seus ovários estão comprometidos.

Nos homens, os metais pesados contidos no cigarro depositam-se nos testículos, prejudicando a mobilidade dos espermatozoides. Eles também têm o poder de danificar o DNA espermático. Pesquisadores da Universidade de Saarland descobriram que o homem fumante tem déficit de uma proteína responsável pelo desenvolvimento dos cromossomos.[77] Além disso, como o tabagismo compromete a circulação sanguínea, ele pode ter problemas de ereção.

Em relação ao álcool, ainda vivemos em uma cultura que normaliza o consumo de bebidas alcoólicas. A metabolização do álcool no corpo, contudo, pode causar infertilidade em ambos os sexos, além de problemas durante a gestação. A OMS orienta homens e mulheres a não ultrapassarem duas doses por dia (o equivalente a 20g de etanol puro) e estabelecerem um limite de consumo de apenas duas vezes por semana.[78]

De maneira geral, para casais que fumam e/ou bebem em maiores quantidades que o recomendado e querem engravidar, a orientação é parar de fumar dois meses antes e evitar ou reduzir o consumo de bebidas alcoólicas de três a seis meses antes.

É importante ressaltar que o vício em drogas, lícitas ou ilícitas, pode estar relacionado ao estilo de vida como um todo, por exemplo, o sedentarismo, a má alimentação e o sobrepeso. Esses fatores também prejudicam a fertilidade.

DA OBESIDADE À MAGREZA EXCESSIVA

No Brasil, mais da metade da população tem o Índice de Massa Corporal (IMC) igual ou acima de 25kg/cm², o que é considerado sobrepeso. Esse é um dos motivos, segundo a OMS,[79] que colaboram para a infertilidade de milhões de pessoas.

Na mulher, o sobrepeso e a obesidade podem tornar a ovulação imprevisível ou até ausente, causando ciclos menstruais irregulares ou a parada da menstruação. Resumidamente, isso acontece porque o desequilíbrio hormonal causado pelo excesso de peso afeta a produção e o controle de hormônios essenciais para a fertilidade, como o estrogênio e a testosterona.

Esse excesso de tecido adiposo que mantém os níveis de estrogênio elevados causa resistência à insulina e distúrbios ovulatórios e menstruais. Ainda, pode resultar em risco mais elevado de diabetes e doenças cardiovasculares, piora dos sintomas da síndrome dos ovários policísticos e, no longo prazo, inclusive aumento da probabilidade de desenvolver câncer de endométrio e mama.

Além disso, o excesso de peso pode agravar doenças como a endometriose e, durante a gravidez, acentuar os riscos de pré-eclâmpsia, que é caracterizada pelo aumento da pressão arterial, assim como de diabetes gestacional. No caso dos homens, além das questões hormonais, a obesidade colabora para aumentar a fragmentação do DNA nos espermatozoides, causando complicações para os futuros descendentes.[80]

A obesidade também eleva o risco de abortos espontâneos, de modo que os tratamentos de reprodução assistida, como a fertilização in vitro, têm resultados menos promissores.[81]

Por outro lado, ser magro nem sempre é sinônimo de ser saudável. A magreza excessiva e a baixa porcentagem de gordura corporal também podem ter um impacto significativo na fertilidade das mulheres. Da mesma forma como uma carga de gordura corporal muito alta, uma muito baixa também desequilibra os hormônios, podendo levar à interrupção da ovulação e comprometer tratamentos de reprodução assistida. Além disso, mulheres muito magras podem enfrentar riscos adicionais durante a gestação, como parto prematuro, baixo peso do bebê ao nascer e outros problemas de saúde materna e fetal.

Tanto pessoas muito magras quanto pessoas com sobrepeso devem adotar hábitos saudáveis. Saúde não se resume ao peso corporal, mas a nutrição adequada, atividade física, hidratação, sono regulado. É fundamental também evitar o tabagismo e o consumo excessivo de álcool.

DIETA SAUDÁVEL

Como vimos, a adoção de hábitos saudáveis pode contribuir para melhorar a fertilidade. No livro *The Fertility Diet* (A dieta da fertilidade), resultado de estudos conduzidos na Universidade de Harvard,[82] os pesquisadores Jorge E. Chavarro, Walter C. Willett e Patrick J. Skerrett notaram que entre os problemas comuns em mulheres com dificuldades de concepção estava a insulina, um hormônio produzido pelo pâncreas que auxilia na absorção de açúcar pela corrente sanguínea. Quando os níveis de insulina e açúcar aumentam, ocorre um desequilíbrio hormonal que pode interromper a ovulação. Outro problema identificado pelos pesquisadores relaciona-se às células ovarianas responsáveis por transformar o colesterol em testosterona, cujo excesso pode prejudicar a ovulação.

Eles constataram que mulheres que adotaram a dieta recomendada no livro reduziram entre 80% e 90% os distúrbios de ovulação. Segundo essa dieta, alimentos processados e industrializados, ricos em açúcar, amido ou sal, devem ser consumidos com moderação, especialmente por mulheres que sofrem de hipertensão ou diabetes.

Para favorecer a gestação, é aconselhável ainda reduzir o consumo de gorduras trans, aumentar a ingestão de proteínas vegetais, em detrimento das animais, e incluir na dieta fibras, ferro e polivitamínicos. Manter um IMC adequado, praticar exercícios físicos regularmente e consumir com moderação laticínios com alto teor de gordura também demonstraram benefícios.

Boa parte dos problemas ligados à infertilidade tem relação com uma microbiota intestinal alterada. Quanto menos açúcar e comidas industrializadas fizerem parte da dieta, maiores as chances de sucesso na fertilidade, principalmente se a pessoa tiver uma função intestinal equilibrada e regular.

Se estiver tentando engravidar, procure mais do que nunca se alimentar adequadamente: escolha alimentos ricos em vitaminas, minerais e antioxidantes, pois eles ajudam a reduzir a inflamação e melhoram a saúde dos órgãos reprodutivos. Os antioxidantes presentes em verduras, frutas e vegetais estimulam tanto a quantidade quanto a qualidade dos folículos, promovendo a saúde ovariana e contribuindo para uma menopausa mais tardia. No caso dos homens, os antioxidantes têm um impacto positivo na qualidade do sêmen, influenciando os parâmetros de concentração de espermatozoides, sua morfologia e sua mobilidade.

A DIETA IDEAL PARA A FERTILIDADE[83]

Gorduras vegetais insaturadas: aumentam a sensibilidade do organismo à insulina e reduzem a atividade inflamatória. São importantes para o desenvolvimento e a maturação do folículo, para a produção dos hormônios e para um preparo endometrial adequado do útero.

- Óleos vegetais
- Nozes
- Sementes
- Peixes de água fria, como salmão e sardinha, ricos em Ômega 3

Proteínas de qualidade: melhoram ou evitam os processos inflamatórios.
- Peixes
- Carnes brancas e magras
- Proteínas vegetais
- Feijão
- Soja
- Ervilha
- Tofu
- Nozes

Carboidratos: evite aqueles simples, de digestão rápida, e priorize o consumo dos de digestão lenta e ricos em fibras. Isso vai facilitar o controle da glicose no sangue e dos níveis de insulina. Uma dieta "low carb", isto é, com um menor consumo de carboidratos, pode aumentar em até cinco vezes a chance de engravidar, seja naturalmente ou via tratamento de fertilidade.
- Grãos integrais
- Vegetais
- Frutas
- Feijão
- Frutas vermelhas
- Morango
- Amora

Leite ou iogurte integral: um copo ou porção ao dia favorecem a fertilidade.

Polivitamínicos: ferro, zinco, cálcio e ácido fólico presentes nesses compostos são fundamentais.

- Cereais integrais
- Espinafre e outras verduras de folhas bem escuras
- Feijão
- Abóbora
- Beterraba
- Tomates

Água: pura é a melhor escolha, sem dúvida; prefira as minerais. Café, chá preto e álcool podem ser consumidos, mas em baixa quantidade.

PONTOS DE ATENÇÃO

- Evite gorduras trans: esse tipo de gordura pode levar a obstruções arteriais e afetar a fertilidade, bem como coração e vasos sanguíneos.
- Evite peixes de águas profundas (peixe-espada, atum, cação, tubarão e arenque), pois eles podem estar contaminados com arsênio, chumbo e mercúrio.
- Evite alimentos com soja processada (leite de soja, carne de soja, queijo de soja), pois eles têm efeito estrogênico, ou seja, aceleram ou mimetizam o efeito desse hormônio no organismo.
- Evite alimentos processados, como pão branco, semolina e arroz branco, uma vez que podem aumentar as taxas de insulina e induzir um processo inflamatório intestinal.
- Suspenda refrigerantes, por serem bastante artificiais, eles devem ser evitados o máximo possível.
- Alergias alimentares estão associadas a taxas mais baixas de implantação do embrião. Se já tiver conhecimento prévio de

alguma alergia, evite ao máximo o contato com esse alimento.
- A presença de deficiências nutricionais, como falta de vitamina D e cálcio, prejudica tratamentos de fertilização (por isso, é comum o uso da coenzima Q10 antes do procedimento, visando aumentar a qualidade e a quantidade de embriões).

Pacientes que seguem essa orientação nutricional tendem a ter duas vezes mais chance de engravidar. Porém, não há alimentos milagrosos que garantam a gravidez – cuidado com informações falsas, as *fake news*, sobre alimentação e fertilidade.

Recomenda-se consultar um profissional de saúde para obter orientações específicas sobre nutrição durante a tentativa de engravidar. Um acompanhamento nutricional adequado leva em consideração as necessidades de cada pessoa, tendo em vista seu quadro de saúde, o bem-estar emocional e o estilo de vida.

MOVIMENTO É SAÚDE

Sabemos que cuidar do corpo e da mente por meio da atividade física é fundamental para manter uma vida saudável. Atividades aeróbicas, como caminhar, correr e nadar, são boas para a saúde do coração e melhoram a circulação do sangue, o que é necessário para o funcionamento dos órgãos reprodutivos.

No entanto, sabemos também que, na realidade, praticar exercícios físicos pode ser um enorme desafio para algumas pessoas em meio a uma rotina agitada. Alergias alimentares estão associadas a taxas mais baixas de implantação do embrião. Alguns alimentos que podem causar alergias são: amêndoas, amendoim, leite e derivados, clara de ovo, peixes e frutos do mar, tomates, bananas e algumas frutas cítricas.

Primeiramente, afaste a culpa associada à falta de tempo para se exercitar. A vida contemporânea é repleta de demandas, e é normal que nem sempre seja possível dedicar horas à academia ou a uma rotina de treinamento rigorosa. É mais produtivo ajustar as expectativas e encontrar maneiras realistas de incorporar o exercício na rotina, de forma flexível e compassiva consigo mesmo.

Em vez de tentar encontrar grandes blocos de tempo, busque os momentos disponíveis ao longo do dia. Pode ser um alongamento pela manhã, exercícios curtos em casa durante a pausa para o almoço, uma caminhada para o trabalho, a escolha de usar as escadas em vez de pegar o elevador, e por aí vai. Mesmo que seja por alguns minutos por dia, a constância é fundamental para colher os benefícios no longo prazo. Parece pouco, mas faz toda a diferença. É normal que, em alguns dias, seja difícil ou até impossível realizar alguma atividade física. Isso não deve ser motivo de preocupação. O importante é não ficar parado por muito tempo.

Se você ama academias ou é atleta profissional, fique atento, pois o exagero e a obsessão por atividades físicas intensas também podem afetar o sistema reprodutivo. Em mulheres, o excesso de exercício pode levar à diminuição da produção de hormônios reprodutivos, como o estrogênio, resultando em distúrbios menstruais e ausência de menstruação e ovulação. Já em homens, reduz a produção e a qualidade dos espermatozoides. Porém, como reforçamos diversas vezes, tudo isso vai depender do perfil de cada indivíduo, e é possível reverter o quadro diminuindo a intensidade dos treinos.

BÔNUS

Mitos e verdades

A INFERTILIDADE ESTÁ RELACIONADA À PERFORMANCE SEXUAL

Mito. A infertilidade pode ser causada por problemas nos órgãos reprodutivos, desequilíbrios hormonais, condições de saúde, idade, entre outros. Qualquer casal pode enfrentar dificuldades para conceber devido a fatores médicos.

ÚTERO RETROVERTIDO DIFICULTA A GRAVIDEZ

Mito. A posição do útero, seja ele retrovertido (inclinado para trás) ou antevertido (inclinado para frente), geralmente não é uma barreira para a gravidez. A maioria das mulheres com útero retrovertido pode conceber e ter gestações saudáveis sem dificuldades.

A LEGALIDADE DA REPRODUÇÃO ASSISTIDA PARA CASAIS HOMOAFETIVOS VARIA POR REGIÃO

Verdade. As leis relacionadas à reprodução assistida para casais homoafetivos variam globalmente. Em alguns lugares, há leis favoráveis, enquanto em outros os casais podem enfrentar desafios legais.

SE SOU UMA PESSOA SAUDÁVEL, POSSO EVITAR QUE MEUS ÓVULOS ENVELHEÇAM

Mito. É impossível evitar o envelhecimento dos óvulos, a não ser que a mulher os congele. Apesar de os cuidados com a saúde colaborarem para uma gestação saudável e para menores taxas de abortos espontâneos e/ou complicações obstétricas, a idade continua sendo o fator determinante na qualidade dos óvulos.

A QUALIDADE DOS ESPERMATOZOIDES IMPORTA

Verdade. A qualidade dos espermatozoides é fundamental para a fertilidade masculina. Fatores como contagem, motilidade e morfologia avaliados no espermograma podem influenciar a capacidade de fertilização. Diferentemente das mulheres, que já formaram todos os óvulos antes de nascer, o homem produz novos espermatozoides durante toda a vida reprodutiva. Dessa forma, cuidados com a saúde e mudanças no estilo de vida podem resultar em melhoras significativas na qualidade seminal, uma vez que ele passará a produzir novas células mais saudáveis e, por consequência, na qualidade dos embriões.

A CURETAGEM CAUSA INFERTILIDADE

Mito. Quando uma mulher sofre um aborto e realiza uma curetagem bem-feita, isso não prejudica seu sistema reprodutivo. Caso seja necessário, assegure-se de realizar esse procedimento com profissionais e centros de saúde capacitados.

CONTRACEPTIVOS, COMO PÍLULAS E DIU, PODEM CAUSAR INFERTILIDADE

Mito. Os métodos contraceptivos são seguros e eficazes para prevenir a gravidez, mas não afetam a fertilidade no longo prazo. Quando uma pessoa interrompe o uso da pílula ou retira o DIU, a fertilidade geralmente retorna ao normal.

MASTURBAÇÃO PODE GERAR INFERTILIDADE

Mito. Masturbar-se, em si, não tem impacto negativo na fertilidade. A produção de espermatozoides e óvulos é uma função biológica normal e independe da frequência da masturbação. O que pode afetar a fertilidade é o vício em pornografia, que em alguns casos leva a uma diminuição do interesse em relações sexuais com um parceiro real.

QUEM JÁ TEVE FILHOS NUNCA SERÁ INFÉRTIL

Mito. Ter filhos não garante uma fertilidade constante no futuro, já que a infertilidade pode ocorrer em qualquer momento da vida reprodutiva. A capacidade de conceber é influenciada por vários fatores, incluindo mudanças na saúde reprodutiva, idade e condições médicas.

O HOMEM QUE TEVE CAXUMBA PODE FICAR INFÉRTIL

Verdade. A inflamação dos testículos, chamada de "orquite", é uma complicação da caxumba. Essa condição pode causar inchaço e dor na região, causando infertilidade. Se for séria e não receber tratamento adequado, os danos podem ser permanentes.

É POSSÍVEL ESCOLHER O SEXO DO BEBÊ NA FIV

Mito. No Brasil, o Conselho Federal de Medicina não permite a realização do tratamento de fertilização in vitro para escolha do sexo do bebê.

A CRIANÇA NASCIDA DE OVODOAÇÃO SERÁ INCAPAZ DE DESCOBRIR A IDENTIDADE DA DOADORA

Verdade. No Brasil, a doação de óvulos é anônima ou realizada por parentes de até quarto grau.

SE O HOMEM FIZER VASECTOMIA, ELE NUNCA MAIS PODERÁ SER PAI

Mito. Muitas pessoas pensam que a vasectomia é permanente, mas, em alguns casos, é possível revertê-la através de uma cirurgia que tenta restabelecer o caminho para os espermatozoides. Embora não seja garantida, em muitos casos ela é bem-sucedida, permitindo que os homens voltem a ter a chance de ser pais. O tempo durante o qual o indivíduo permanece com a vasectomia é fundamental para o sucesso da reversão: quanto menos tempo, maiores as taxas.

Caso se torne irreversível, há ainda a possibilidade de fazer uma injeção intracitoplasmática de espermatozoides, procedimento que consiste em aspirar o espermatozoide do testículo e depois fecundar o óvulo, formando um embrião que será transferido para o útero.

O CONGELAMENTO DE ÓVULOS É UM PROCESSO INVASIVO E DOLOROSO

Mito. A coleta de óvulos envolve um procedimento relativamente não invasivo chamado de "aspiração folicular", que costuma ser realizado sob sedação leve. Pode haver desconforto, mas a maioria das mulheres relata uma recuperação rápida.

CRIANÇAS CRIADAS POR CASAIS HOMOAFETIVOS ENFRENTARÃO PROBLEMAS PSICOLÓGICOS

Mito. Inúmeras pesquisas mostram que o desenvolvimento psicológico de crianças criadas por casais homoafetivos é tão saudável quanto o de crianças criadas por casais heterossexuais. O mais importante é o ambiente de amor e apoio.

O BEBÊ GERADO POR FIV TEM A SAÚDE MAIS FRÁGIL

Mito. A saúde do bebê após a FIV depende de diversos fatores, incluindo a saúde dos pais, a qualidade dos óvulos e dos espermatozoides, e os cuidados médicos, assim como em qualquer gestação. Bebês concebidos por FIV têm uma saúde tão boa quanto aqueles concebidos naturalmente.

A FERTILIDADE VARIA ENTRE INDIVÍDUOS

Verdade. Cada pessoa é única, e a fertilidade pode variar significativamente entre casais. O tempo necessário para conceber pode ser diferente para cada um, mesmo na ausência de problemas médicos específicos.

UM RESULTADO BAIXO NO EXAME ANTIMÜLLERIANO SIGNIFICA INFERTILIDADE

Mito. O antimülleriano avalia a reserva ovariana em termos quantitativos e não qualitativos. Isso significa que ele não mede as chances de a mulher engravidar, seja espontaneamente ou não.

VALORES

Até o momento de escrita deste livro, as técnicas de reprodução não são cobertas por convênios médicos. Além disso, é extremamente difícil precisar quanto custaria cada procedimento, pois o valor varia muito conforme a técnica, a clínica e o caso. Seguir as dicas deste livro ajudará a encontrar a clínica com a estrutura e os valores ideais para o caso de cada paciente.

Glossário

AGÊNCIA NACIONAL DE VIGILÂNCIA SANITÁRIA (ANVISA)
Órgão brasileiro que regula e fiscaliza produtos e serviços relacionados à saúde. Responsável por garantir a segurança e a eficácia de medicamentos, alimentos, cosméticos e dispositivos médicos, a Anvisa desempenha um papel crucial na proteção da saúde da população.

ANEJACULAÇÃO
Falta de ejaculação, ejaculação retrógrada ou ejaculação retardada. Pode ocorrer devido a anormalidades na produção ou na estocagem do sêmen, ou a condições que afetam o processo de expulsão. Causas psicológicas são comuns, mas se um homem nunca ejaculou, deve-se suspeitar de uma causa orgânica ou uma anomalia congênita, como ausência de vesículas seminais.

ANOMALIAS ANATÔMICAS CONGÊNITAS
Defeitos estruturais presentes ao nascimento. Podem afetar órgãos reprodutivos, interferindo na fertilidade. Exemplos incluem malformações uterinas ou anormalidades nos órgãos genitais masculinos

ou femininos. Exigem avaliação médica especializada.

ANOMALIAS DE CARIÓTIPOS

Alterações no número – falta ou excesso – de cromossomos. Podem influenciar a fertilidade, aumentando o risco de abortos espontâneos ou condições genéticas.

ANOMALIAS FÍSICAS NAS TROMPAS UTERINAS

Alterações estruturais que podem dificultar a fertilização do óvulo pelo espermatozoide. Podem incluir obstruções, aderências ou malformações, afetando a jornada do óvulo até o útero. As causas podem ser adquiridas ou congênitas.

AZOOSPERMIA

Ausência de espermatozoides na ejaculação. Pode ser obstrutiva, causada por bloqueios no trato reprodutivo, ou secretora, relacionada à produção inadequada de espermatozoides. A avaliação detalhada, incluindo exames como o espermograma e consultas com um especialista, é crucial para determinar a causa e o tratamento adequado.

ASSOCIAÇÃO DE MEDICINA E SAÚDE (AMES)

No Brasil, a Ames se destaca como uma entidade comprometida com a promoção da saúde e a educação médica continuada. Sua atuação abrange a atualização profissional e o fomento de práticas inovadoras na área médica.

CAPUZ CERVICAL (OU DIAFRAGMA)

Método contraceptivo feminino de barreira. Colocado sobre o colo do útero antes da relação sexual, impede a entrada dos espermatozoides. Esse dispositivo oferece uma opção não hormonal para mulheres que buscam a prevenção da gravidez.

CARIÓTIPO (EXAME)
Análise laboratorial que examina a estrutura dos cromossomos de uma célula. Essa técnica é valiosa para identificar anomalias genéticas, sendo comumente utilizada em investigações de infertilidade para avaliar possíveis fatores genéticos que podem afetar a concepção e o desenvolvimento fetal.

CAXUMBA
Infecção viral que, quando afeta os testículos, pode resultar em orquite, inflamação testicular. Essa condição pode levar a complicações na produção de espermatozoides, impactando a fertilidade. Em mulheres, embora seja raro, podem acontecer inflamações nos ovários (ooforite). A vacinação é uma medida preventiva crucial.

CHECK-UP
Avaliação médica abrangente realizada periodicamente, mesmo na ausência de sintomas. Inclui exames clínicos, laboratoriais e de imagem para a identificação precoce de condições de saúde, prevenindo doenças e promovendo o bem-estar.

CHORIOMON®
Medicamento contendo gonadotrofina coriônica, que desencadeia a maturação dos óvulos nos ovários. É frequentemente utilizado em tratamentos de reprodução assistida, como a fertilização in vitro.

CONSELHO FEDERAL DE MEDICINA (CFM)
Instituição que regulamenta e normatiza o exercício da medicina no Brasil. Estabelece princípios éticos e normas para a prática médica, contribuindo para a qualidade do atendimento e a segurança dos pacientes.

CORPO LÚTEO
Estrutura temporária formada no ovário após a liberação do óvulo. Produz progesterona, hormônio vital para manter a gravidez. Se não ocorrer a fecundação, o corpo lúteo degenera, marcando o início do próximo ciclo menstrual.

CORTISOL
Hormônio esteroide associado ao estresse e produzido pelas glândulas suprarrenais. Altos níveis de cortisol podem impactar a saúde reprodutiva, interferindo nos ciclos menstruais e na ovulação.

CURETAGEM UTERINA
Procedimento no qual o médico remove o endométrio, tecido do revestimento do útero, raspando-o cuidadosamente. Isso pode ser feito para tratar complicações após um aborto e para diagnosticar ou tratar condições uterinas anormais, como sangramento intenso.

EJACULAÇÃO RETRÓGRADA
Ocorre quando o sêmen, em vez de ser expelido pela uretra durante o orgasmo, retorna para a bexiga. Essa condição pode estar associada a danos nos nervos e impactar a fertilidade masculina, pois os espermatozoides não alcançam o exterior.

ESPERMICIDA
Substância química utilizada para matar ou incapacitar os espermatozoides, impedindo sua movimentação e a fertilização do óvulo. É frequentemente utilizado em conjunto com métodos contraceptivos de barreira, como o diafragma.

ESPONJA CONTRACEPTIVA
Método contraceptivo feminino de barreira. Colocada na vagina antes da relação sexual, libera espermicida para prevenir a gravidez. Oferece uma opção prática e discreta para mulheres que buscam contracepção.

ESTRADIOL
Hormônio estrogênico essencial no ciclo menstrual feminino. Sua produção ocorre nos ovários e influencia o desenvolvimento dos órgãos reprodutivos, a ovulação e a manutenção da gravidez. Níveis adequados são cruciais para a saúde reprodutiva.

GONAPEPTYL®
Medicamento que atua na regulação da ovulação, desencadeando a maturação dos óvulos nos ovários. Utilizado em tratamentos de reprodução assistida, controla o ciclo menstrual, permitindo um momento preciso para procedimentos como a fertilização in vitro.

HIPÓFISE
Glândula localizada no cérebro que regula a produção de hormônios essenciais para a fertilidade. Ela libera o hormônio folículo-estimulante (FSH) e o hormônio luteinizante (LH), que desempenham papéis cruciais no ciclo menstrual da mulher e na produção de espermatozoides nos homens.

HORMÔNIO FOLÍCULO-ESTIMULANTE (FSH)

Hormônio crucial no ciclo menstrual, estimulando o crescimento dos folículos ovarianos nas mulheres. Níveis equilibrados são essenciais para a ovulação e a fertilidade feminina.

HORMÔNIO LUTEINIZANTE (LH)

Hormônio fundamental na regulação do ciclo menstrual. Seu pico, conhecido como pico de LH, desencadeia a ovulação, permitindo a liberação do óvulo dos ovários.

INFLAMAÇÕES PÉLVICAS

Infecções nos órgãos reprodutivos femininos, como útero, trompas e ovários. Podem resultar de infecções sexualmente transmissíveis e, se não tratadas, afetar a fertilidade e causar outras complicações. Doenças como endometriose também podem desencadear inflamações pélvicas sem causa infecciosa.

LGBTQIAPN+

Sigla que representa a diversidade de orientações sexuais e identidades de gênero, incluindo lésbicas, gays, bissexuais, transexuais, queer, intersexuais e outras. A inclusão do "+" reconhece a ampla variedade de identidades não heteronormativas.

LÚPUS

Doença autoimune em que o sistema imunológico ataca tecidos saudáveis do corpo. Em alguns casos, pode afetar a saúde reprodutiva, demandando atenção especial durante a gestação e em questões de fertilidade.

NIPT (EXAME PRÉ-NATAL NÃO INVASIVO)

Técnica avançada e não invasiva de diagnóstico pré-natal que analisa o DNA fetal presente no sangue materno. Oferece informações precisas sobre riscos genéticos e detecta síndromes, como a de Down.

PAPANICOLAU

Exame ginecológico preventivo para mulheres, envolve a introdução de um espéculo na vagina, seguido pela coleta de células com um instrumento especial. O médico coleta células do colo do útero para detectar precocemente alterações que podem levar ao câncer cervical.

PÓLIPOS UTERINOS

Nódulos que se desenvolvem no endométrio.

PROGESTERONA

Hormônio sexual feminino essencial para preparar o organismo para uma gestação.

PROLACTINA

Hormônio produzido na hipófise que atua diretamente nas mamas, fazendo com que elas aumentem de tamanho e estimulando a produção de leite em gestantes ou durante o puerpério. Níveis elevados de prolactina podem interferir na ovulação e na menstruação, impactando a fertilidade feminina.

QUIMIOTERAPIA

Tratamento oncológico que utiliza medicamentos para combater células cancerígenas. Como pode afetar a fertilidade, é indicado adotar estratégias de preservação da saúde reprodutiva antes do tratamento.

RADIOTERAPIA

Tratamento contra o câncer que utiliza radiação para destruir ou danificar células cancerígenas. Pode afetar a fertilidade, especialmente quando a área irradiada inclui órgãos reprodutivos.

SÍNDROME DE DOWN

Condição genética causada pela presença de um cromossomo extra no par 21. Exige cuidados específicos durante a gestação e pode impactar o desenvolvimento cognitivo e físico do bebê.

SÍNDROME DE TURNER

Condição genética que afeta mulheres, resultando na ausência parcial ou total de um cromossomo X. Pode influenciar o desenvolvimento físico e reprodutivo.

SISTEMA ÚNICO DE SAÚDE (SUS)

Estrutura pública de saúde do Brasil, que visa oferecer assistência médica gratuita e de qualidade a todos os cidadãos.

SOCIEDADE BRASILEIRA DE REPRODUÇÃO HUMANA (SBRH)

Entidade científica que reúne profissionais da saúde, como médicos, biólogos e enfermeiros, dedicados ao estudo e ao avanço da reprodução humana. Seu objetivo é promover a pesquisa, a educação e a ética na área, buscando aprimorar técnicas e cuidados relacionados à fertilidade, à reprodução assistida e à saúde reprodutiva no Brasil.

TOXOPLASMOSE

Infecção causada pelo parasita *Toxoplasma gondii*. Durante a gravidez, a infecção pode ser transmitida ao feto, afetando o desenvolvimento e a saúde do recém-nascido.

TRAUMATISMOS NOS TESTÍCULOS

Causados por lesões ou acidentes, podem prejudicar a produção de espermatozoides, impactando a fertilidade masculina.

UNIDADE BÁSICA DE SAÚDE (UBS)

Centros de atendimento primário que oferecem serviços de saúde à comunidade. No contexto da fertilidade, as UBS desempenham um papel crucial ao fornecer orientações sobre planejamento familiar, exames básicos e encaminhamentos para especialistas, quando necessário. Oferecem suporte integral, promovendo a saúde reprodutiva e prevenindo complicações.

VEIAS VARICOSAS

Dilatações anormais e tortuosas das veias, frequentemente associadas às pernas. No contexto reprodutivo, veias varicosas podem ocorrer na região pélvica, afetando a irrigação sanguínea dos órgãos reprodutivos. O tratamento inclui medidas para aliviar sintomas e, em casos mais graves, intervenções médicas.

VESÍCULA GERMINATIVA

Óvulo muito imaturo, que ainda não passou por nenhuma divisão celular (diferentemente dos óvulos em metáfase 1, que ainda podem amadurecer, e em metáfase 2, maduros). Esses óvulos não são viáveis para manipulação.[84]

Notas de fundo

1. Disponível em: https://agenciadenoticias.ibge.gov.br/agencia-sala-de-imprensa/2013-agencia-de-noticias/releases/12818-asi-brasil-ja-tem-mais-de-180-milhoes-de-habitantes#:~:text=Esses%20estudos%20demogr%C3%A1ficos%20demonstram%20que,a%20mera%20reposi%C3%A7%C3%A3o%20das%20gera%C3%A7%C3%B5es.

2. Disponível em: https://pssaucdb.emnuvens.com.br/pssa/article/view/1949.

3. Disponível em: https://educa.ibge.gov.br/jovens/materias-especiais/21972-populacao-brasileira-cresce-6-5-e-chega-a-203-1-milhoes-de-habitantes-aponta-censo-2022.html#:~:text=Se%20compararmos%20com%20o%20Censo,hist%C3%B3rica%20do%20Censo%20foi%20iniciada.

4. Disponível em: https://portal.fiocruz.br/noticia/especialistas-falam-sobre-chances-e-riscos-da-gravidez-tardia.

5. Disponível em: https://agenciabrasil.ebc.com.br/radioagencia-nacional/direitos-humanos/audio/2021-04/mulheres-enfrentam-desafios-para-voltar-ao-mercado-apos-maternidade.

6. Disponível em: https://time.com/5927516/egg-freezing-covid-19-pandemic/.

7. Disponível em: https://www.gov.br/anvisa/pt-br/assuntos/noticias-anvisa/2022/divulgado-relatorio-sobre-fertilizacao-in-vitro-no-pais-em-2020-e-2021#:~:text=Os%20dados%20sobre%20o%20congelamento,ciclos%2C%20com%20154.630%20%C3%B3vulos%20congelados.

8. Disponível em: https://pubmed.ncbi.nlm.nih.gov/27018159/.

9. Disponível em: https://fertypharm.com/en/fertility-academy/emotional-impact-in-assisted-reproduction-treatments/.

10. Disponível em: https://agenciadenoticias.ibge.gov.br/agencia-sala-de-imprensa/2013-agencia-de-noticias/releases/30172-estatisticas-de-genero-ocupacao-das-mulheres-e-menor-em-lares-com-criancas-de-ate-tres-anos#:~:text=Entre%20a%20popula%C3%A7%C3%A3o%20com%2025,18%2C3%25%20dos%20homens.

11. Disponível em: https://www.dailymail.co.uk/femail/article-1342075/The-guilty-time-generation-How-96-women-feel-ashamed-day.html.

12. Fonte: Practice Committee of the ASRM, 2021.

13. Disponível em: https://crh.ucsf.edu/about-fertility/normal-menstrual-cycle.

14. Disponível em: https://iris.who.int/bitstream/handle/10665/44261/9789241547789_eng.pdf;jsessionid=F577E96867A29C-C002AE25F470B4FFF3?sequence=1.

15. Fonte: *Impact of paternal age on assisted reproductive technology outcomes and offspring health: a systematic review*. Annabelle Gourinat, Charles Mazeaud, Jacques Hubert, Pascal Eschwege, Isabelle Koscinski. First published: 14 January 2023.

16. Disponível em: https://www.fertstert.org/article/S0015-0282(15)00170-3/fulltext.

17. Disponível em: https://www.ncbi.nlm.nih.gov/pmc/articles/PMC10342811/

18. Disponível em: https://pubmed.ncbi.nlm.nih.gov/27114329/.

19. Disponível em: https://pubmed.ncbi.nlm.nih.gov/28166330/.

20. Disponível em: https://www.gov.br/anvisa/pt-br/centraisdeconteudo/publicacoes/sangue-tecidos-celulas-e-orgaos/relatorios-de-producao-de-embrioes-sisembrio/11o-relatorio-do-sistema-nacional-de-producao-de-embrioes-sisembrio

21. Disponível em: https://www.hopkinsmedicine.org/health/treatment-tests-and-therapies/freezing-embryos.

22. Disponível em: https://www.fertstert.org/article/S0015-0282(17)31025-7/fulltext.

23. Disponível em: https://accamargo.org.br/sobre-o-cancer/noticias/outubro-rosa-poderei-engravidar-apos-o-tratamento-de-um-cancer#:~:text=Isso%20varia%20conforme%20o%20tipo,quase%20sempre%20vem%20%C3%A0%20tona.

24. Disponível em: https://pubmed.ncbi.nlm.nih.gov/25811258/.

25. Disponível em: https://www.asrm.org/practice-guidance/practice-committee-documents/evidence-based-outcomes-after-oocyte-cryopreservation-for-donor-oocyte-in-vitro-fertilization-and-planned-oocyte-cryopreservation-a-guideline-2021/.

26. Disponível em: https://pubmed.ncbi.nlm.nih.gov/29807657/.

27. Disponível em: https://www.reproductivefacts.org/news-and-publications/fact-sheets-and-infographics/defining-infertility/.

28. Fonte: Practice Committee of the ASRM, 2021.

29. Fonte: WHO, 2023.

30. Disponível em: https://www.gov.br/saude/pt-br/composicao/saes/dgh/noticias/2023/sindrome-do-ovario-policistico.

31. Disponível em: https://www.saude.df.gov.br/web/guest/w/endometriose-afeta-uma-em-cada-10-mulheres#:~:text=Uma%20em%20cada%2010%20mulheres%20no%20Brasil%20sofre%20com%20os,n%C3%A3o%20for%20tratada%20e%20diagnosticada.

32. Disponível em: https://www.fertstert.org/article/S0015-0282(18)30007-4/fulltext.

33. Disponível em: https://sbra.com.br/noticias/estilo-de-vida-pode-provocar-infertilidade/.

34. Disponível em: https://sbra.com.br/noticias/informacao-e-saude-junho-mes-de-conscientizacao-da-infertilidade/.

35. Fonte: Sociedade Brasileira de Reprodução Assistida.

36. Disponível em: https://www1.folha.uol.com.br/equilibrioesaude/2023/07/em-45-anos-fertilizacao-in-vitro-gera-mais-de-10-milhoes-de-bebes-no-mundo.shtml.

37. Disponível em: https://pubmed.ncbi.nlm.nih.gov/26185187/.

38. Disponível em: https://pubmed.ncbi.nlm.nih.gov/26185187/.

39. Disponível em: https://portal.cfm.org.br/noticias/cfm-publica-atualizacao-das-regras-para-reproducao-assistida-no-brasil/.

40. Disponível em: donation/average-success-rates-for-egg-donation/#:~:text=Each%20stage%20of%20the%20process,is%20about%2055%2D65%25.

41. Disponível em: https://sbra.com.br/noticias/artigo-saude-reprodutiva-em-tempos-de-covid-o-que-sabemos-e-aprendemos-nesta-pandemia/.

42. Disponível em: https://academic.oup.com/ije/article/46/3/850/297784.2

43. Disponível em: https://brasil.elpais.com/brasil/2017/09/04/ciencia/1504534833_158859.html.

44. Fonte: Resolução nº 2.121, de 24 de setembro de 2015, aprovada pelo Conselho Federal de Medicina.

45. Fonte: Resolução nº 2.294, de 27 de maio de 2021, aprovada pelo Conselho Federal de Medicina.

46. Disponível em: https://www.hopkinsmedicine.org/health/conditions-and-diseases/staying-healthy-during-pregnancy/complications-of-multiple-pregnancy#:~:text=Why%20is%20multiple%20pregnancy%20a%20concern%3F&text=Over%2060%20percent%20of%20twins,organ%20systems%20have%20completely%20matured.

47. Disponível em: https://www.asrm.org/practice-guidance/practice-committee-documents/guidance-on-the-limits-to-the-number-of-embryos-to-transfer-a---committee-opinion-2021/.

48. Disponível em: https://www.who.int/news-room/fact-sheets/detail/preterm-birth.

49. Disponível em: https://sistemas.cfm.org.br/normas/arquivos/resolucoes/BR/2021/2294_2021.pdf. Em 2022, o CFM atualizou as regras para reprodução assistida no Brasil, tirando a menção a transgêneros. Porém, a lei continua assegurando que todas as pessoas capazes possam ser receptoras das técnicas de reprodução assistida.

50. Disponível em: https://ibdfam.org.br/index.php/artigos/1634/Multiparentalidade:+uma+an%C3%A1lise+entre+o+reconhecimento+e+seus+efeitos+no+%C3%A2mbito+do+direito+-da+fam%C3%ADlia%3E.

51. Disponível em: https://sistemas.cfm.org.br/normas/arquivos/resolucoes/BR/2023/2335_2023.pdf.

52. Disponível em: https://sbra.com.br/noticias/resolucao-do-cfm-permite-doacao-de-ovulos-e-espermatozoides-com-grau-de-parentesco-no-brasil/.

53. Disponível em: https://sistemas.cfm.org.br/normas/visualizar/resolucoes/BR/2022/2320.

54. Disponível em: https://summitsaude.estadao.com.br/saude-humanizada/mulheres-brasileiras-nao-vao-periodicamente-ao-ginecologista/.

55. Disponível em: https://wrap.warwick.ac.uk/152428/1/WRAP-Miscarriage-matters-epidemiological-physical-psychological-economic-pregnancy-loss-23.pdf.

56. Disponível em: https://fertypharm.com/en/fertility-academy/emotional-impact-in-assisted-reproduction-treatments/.

57. Disponível em: https://conselho.saude.gov.br/ultimas-noticias-cns/2971-27-04-live-transtornos-mentais-

e-adoecimento-no-ambiente-de-trabalho-como-enfrentar.

58. Disponível em: https://link.springer.com/article/10.1007/s10508-017-0939-z.

59. Disponível em: https://jamanetwork.com/journals/jamanetworkopen/fullarticle/2783042.

60. Disponível em: https://www.mercer.com/en-us/insights/us-health-news/new-survey-finds-employers-adding-fertility-benefits-to-promote-dei/.

61. Disponível em: https://www.economist.com/technology-quarterly/2023/07/17/the-fertility-sector-is-booming?utm_medium=cpc.adword.pd&utm_source=google&ppccampaignID=19495686130&ppcadID=&utm_campaign=a.22brand_pmax&utm_content=conversion.direct-response.anonymous&gad_source=1&gclid=-CjwKCAiAjrarBhAwEiwA2qWdcGvp-WgojDvllPEULTgFAR9wnnveCoa_rxU_lnNRGZ8HS2ZovVmaRxhoCrtwQAvD_BwE&gclsrc=aw.ds.

62. Disponível em: https://www.stj.jus.br/sites/portalp/Paginas/Comunicacao/Noticias/15102021-Em-repetitivo--STJ-decide-que-planos-de-saude-nao-sao-obrigados-a-custear-fertilizacao-in-vitro.aspx.

63. Disponível em: https://agenciabrasil.ebc.com.br/radioagencia-nacional/saude/audio/2021-09/infertilidade-pode-afetar-cerca-de-oito-milhoes-de-pessoas-no-brasil#:~:text=De%20acordo%20com%20dados%20de,femininas%2C%20masculinas%20ou%20de%20ambos.

64. Disponível em: https://www.cnpma.org.pt/destaques/Documents/FERTIL_%20Atlas_EN%202021-v10.pdf.

65. Disponível em: https://www2.senado.leg.br/bdsf/bitstream/handle/id/547583/noticia.html?sequence=1&isAllowed=y.

66. Disponível em: https://sbra.com.br/noticias/setor-da-reproducao-assistida-devera-crescer-em-media-23-ao-ano-ate-2026/.

67. *Turismo de saúde no Brasil*: aportes desde a produção acadêmica (2004-2020). José Roberto Henrique Souza Soares, Anselmo César Vasconcelos Bezerra e Jan Bitoun (Universidade Federal de Campina Grande – UFCG).

68. Disponível em: https://www.economist.com/technology-quarterly/2023/07/17/the-fertility-sector-is-booming?utm_medium=cpc.adword.pd&utm_source=google&ppccampaignID=19495686130&ppcadID=&utm_campaign=a.22brand_pmax&utm_content=conversion.direct-response.anonymous&gad_source=1&gclid=-CjwKCAiAjrarBhAwEiwA2qWdcGvp-WgojDvllPEULTgFAR9wnnveCoa_rxU_

lnNRGZ8HS2zovVmaRxhoCrtwQAvD_BwE&gclsrc=aw.ds.

69. Idem.

70. Disponível em: https://valorinveste.globo.com/objetivo/organize-as-contas/noticia/2022/08/10/quanto-custa-e-por-onde-comecar-a-investir-para-congelar-e-fertilizar-ovulos.ghtml.

71. Disponível em: https://www.ncbi.nlm.nih.gov/pmc/articles/PMC9873192/.

72. Disponível em: https://bvsms.saude.gov.br/bvs/publicacoes/PCAP_2004.pdf.

73. Disponível em: https://memoria.ebc.com.br/noticias/saude/2013/02/uso-da-camisinha-no-carnaval-protege-contra-infeccao-que-causa-infertilidade.

74. Disponível em: https://www.gov.br/saude/pt-br/assuntos/saude-brasil/eu-quero-parar-de-fumar/noticias/2021/como-esta-o-percentual-do-uso-de-tabaco-no-brasil.

75. Disponível em: https://www.fertstert.org/action/showPdf?pii=S0015-0282%2812%2901954-1.

76. Disponível em: https://www.fertstert.org/article/S0015-0282(18)30492-8/fulltext.

77. Disponível em: https://publikationen.sulb.uni-saarland.de/bitstream/20.500.11880/22356/1/Ph.D_thesis.pdf.

78. Disponível em: https://g1.globo.com/saude/noticia/2023/02/12/existe-quantidade-segura-de-consumo-de-alcool-entenda-recomendacao-para-brasileiros.ghtml.

79. Disponível em: https://www.who.int/news-room/fact-sheets/detail/infertility.

80. Disponível em: https://www.fertstert.org/action/showPdf?pii=S0015-0282%2821%2901941-5.

81. Idem.

82. CHAVARRO, Jorge E.; WILLETT, Walter C.; SKERRETT, Patrick J. *The Fertility Diet*: Groundbreaking Research Reveals Natural Ways to Boost Ovulation and Improve Your Chances of Getting Pregnant. McGraw Hill, 2009.

83. Disponível em: https://drive.google.com/file/d/1aI1bw1_ZmxBMdvqxjAu82sBnPianYyNn/view?usp=sharing.

84. Disponível em: https://pronucleo.com.br/dica_para_paciente/nem-todos-os-ovulos-coletados-sao-usados/.

NOTAS DE FUNDO

Este livro foi composto por Maquinaria Editorial nas famílias tipográficas FreightText e Proxima Nova. Capa em papel Supremo Alta Alvura LD 250g/m² e miolo em papel Off-White Paper Plus 65g/m². Impresso na gráfica Plena Print em abril de 2024.